现代国药名典丛书

国药字典

陈景岐　编

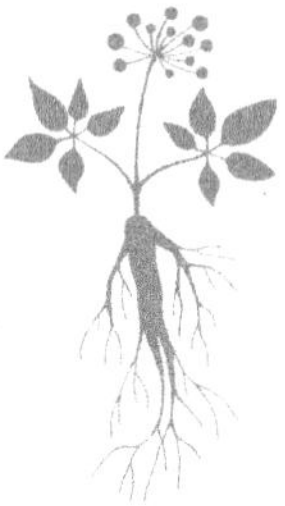

上海交通大学出版社
SHANGHAI JIAO TONG UNIVERSITY PRESS

内容提要

《国药字典》是一部20世纪30年代编纂出版的中等规模的中药药典。该书由陈景岐编写，采录药物重在“必需应用”之品，兼顾“疾病之治疗”与“饮食之调养”两类药物，全书所载药物近千种，附录药物约600种，便于一般人阅读查检。词条设置有性味、功用、产地、形态、禁忌、用法、制法、杂论、附录等细目，其中“杂论”颇多个人一得之见或引述前人创见，“附录”多涉及相关知识，书末附有“别名检查目录”。词条内容简明扼要，可供中医药研究者参考使用。

图书在版编目（CIP）数据

国药字典 / 陈景岐编 . —上海：上海交通大学出版社，2018（2019重印）
ISBN 978-7-313-18853-3

Ⅰ. ①国… Ⅱ. ①陈… Ⅲ. ①中草药 - 字典 Ⅳ. ① R28-61

中国版本图书馆 CIP 数据核字（2018）第 013538 号

国药字典

编　　者：陈景岐
出版发行：上海交通大学出版社　　地　　址：上海市番禺路951号
邮政编码：200030　　电　　话：021-64071208
印　　制：当纳利（上海）信息技术有限公司　　经　　销：全国新华书店
开　　本：710mm × 1000mm　1/16　　印　　张：21.75
字　　数：325千字
版　　次：2018年4月第1版　　印　　次：2019年5月第2次印刷
书　　号：ISBN 978-7-313-18853-3/R
定　　价：300.00元

出版说明

中医药学是中国古代科学的瑰宝，也是打开中华文明宝库的钥匙。中国古代药学著作主要以本草类图书为主，历代都有官府重修本草和民间新撰本草著作出现，内容日趋增多，知识日益丰富，但编修体例变化不大。晚清以来，中国传统药学著作的编写出现重大变化。西方药典编写方法不断影响，中医药科学化思潮不断扩展，中药新研究成果不断涌现，中药新分类体系不断梳理，中药教材和普及读物不断需求，都是传统大型综合本草著作无法承担的。与此同时，中药辞典应运而生，代替综合本草著作，承担起总结中药学知识的任务，中药辞典编纂蔚然成风。

据不完全统计，民国时期编纂出版的中药辞典多达十余种，比较重要的药典有[①]：

书名	编纂者	出版
《中华药典》	卫生部	内政部卫生署 1930 年铅印本
《国药字典》	陈景岐	上海中西书局 1930 年铅印本
《中药大辞典》	卫生报馆	上海卫生报馆 1930 年铅印本
《中国药物新字典》	江忍庵	上海中国医药研究会 1931 年铅印本
《药性字典》	吴克潜	上海大众书局 1933 年铅印本
《中国药学大辞典》	陈存仁	上海世界书局 1934 年铅印本
《中华新药物学大辞典》	吴卫尔	中国新医学研究会 1934 年铅印本
《应用药物辞典》	章巨膺	民友印刷所 1934 年铅印本
《实用药性辞典》	胡安邦	上海中央书店 1935 年铅印本
《标准药性大字典》	潘杏初	上海医药研究学会 1935 年铅印本
《药物辞典》	董坚志	上海文业书局 1937 年铅印本
《药性辞源》	冯伯贤	上海中央书店 1937 年铅印本
《中西药典》	张公让	张公让诊所 1943 年铅印本

民国时期的中药辞典编纂工作虽然处于探索阶段，但大多是参考了古今中外各方面资料基础上编写而成，内容丰富，资料翔实。这些药典的编写体例、内容均较传统本草著作有很大变化，主编者多秉持对中药知识“以科学方法整理”的理念，“采用现代科学实验方法”而产生的新的中药学知识被编写者大量吸收，新式辞典严谨、规范、简明、清晰的编写风格逐渐吸收、融合，随着编纂经验的积累，编排体例亦不断完善，并有合理、便捷的展现。这些药典的主要特点有：（一）科学性。内容上既重视对传统本草著作的总结、提炼，又大量吸收了中药科学研究的新成果，尤其重视药物成分、形态、分科、用量的各自清晰的表述。（二）条理性。通过词目的设置，将传统本草著作中混在一起的性味、归经、功效、主治等叙述内容，进行分门别类，分条纂述，有序排列；对于新科研成果，亦通过药物“有效成分”“生理效应”等新设条目予以系统归纳，科学表述。（三）检索性。通过建立索引系统，或采用笔画顺序等编排体例，使读者便于查找所需内容。（四）便利性。通过系统化梳理，使每一种药物的相关内容集中在同一词条下，可以独立成章，不必前后翻找；对不同药物的知识，通过统一的编排体例与叙述模式，消除阅读理解的障碍。

这批中药辞书是现代中药研究著作中具有基础性的重要成果。对于这批具有开创性意义的中药学术成果进行收集、整理、出版，既可成为当代中药研究者重要的参考资料，也是“切实把中医药这一祖先留给我们的宝贵财富继承好、发展好、利用好”（习近平语）的一项重要工作。

这批出版于20世纪三四十年代的药典，流传至今，已经较难访寻查阅，即便是国内一些重要的图书收藏机构，也没有一家能全部收藏这批药典的。我们希望，把这批中药药典影印出版，供中医药研究者参考使用。

《国药字典》[②]，陈景岐编[③]，谭鹤轩校阅，民国十九年（1930）上海中西书局出版，全书正文282页，每页上下两栏，竖排。全书按药名首字笔画为序排列，前置目录，便于检索。采录药物重在“必需应用”之品，兼顾“疾病之治疗”与“饮食之调养”两类药物，全书所载药物近千种，附录药物约600种，便于一般人阅读查检。每一种药名下设置有性味、功用、产地、形态、禁忌、用法、制法、杂论、附录等细目，“产地”下还加注《本草纲目》类目，“杂论”中颇多个人一得之见或引述前人创见，“附录”多涉及相关知识，如“木耳”附有“地耳”“石耳”两条，“冬瓜”附有“子”“叶”两条。首有编者序言、凡例，书末附有“别名检查目录”。

全书词条内容“均有来历”，又经过编者“斟酌去取”，文字较为简明扼要。《国药字典》是一部民国时期较早编纂出版的一部常用药物辞书④，具有开创之功，本次据原书影印出版，供中医药人士参考。书前有谢利恒、夏绍庭、赵伯渊、庞树蓉等医家题词，一并保留。

桑行之

2018 年 4 月

注　释：

① 据《中国中医古籍总目》及焦振廉《民国时期中医药著作概述》、王鼎等《民国时期本草著作的特征初探》、李楠《民国时期中药辞典的编纂及其对中药学发展的影响》统计，民国时期编纂的中医药类辞典达 28 种，其中中药辞典 15 种。需要说明的是，这 15 种中药辞典中，《辞典本草》内容与一般本草著作无异，徒具辞典之名，而程瀚章《新医药辞典》实为西医药辞典，收录内容与中药无关，这两部分应予剔除。

② 本书扉页、版权页在书名前还加有双行小字：本草、药性。

③ 陈景岐（1877–1949），名文钟，江苏常熟人，吴门医家之一，传费氏之学，悬壶沪上，诊余潜心著述，编有《中国医药入门丛书》《古今名医奇病治法三百种》《七十二种急慢惊风救治法》等。

④ 本书之前，尚乏纯粹收录中药的辞典，编者在序言中也提及编纂此书的缘起，是鉴于“坊间所售关于吾国药物之书籍，大都翻阅不便，检查实难，识者病之”，故以辞书体例“悉心整理，费时抽绎，成为《国药字典》一书”。

陳景岐編

本草藥性

國藥字典

上海大通圖書社印行

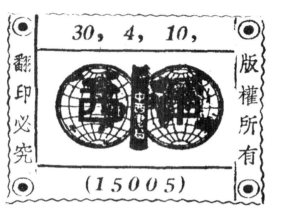

本草藥性
國藥字典
（全一冊）

實價國幣　元　角
外埠酌加寄費匯費

編著者　陳景岐
校閱者　譚鶴軒
出版者　中西書局
發行人　吳兩江
總發行所　中西書局總店
上海山東路中市

☼各省中西書店均有分銷☼

醫界之光

中央國醫館
常務理事 謝利恒題

藥物菁華

夏绍庭题

草木精英

趙伯淵題

功深利濟

龍樹蒼題

國藥字典序言

吾國藥物。包含草木鳥獸蟲魚玉石等類。範圍至廣。而古人稱之爲本草者。因草類藥物。占大多數。且最先發現者。卽爲草類也。本草經一書。相傳爲神農所遺。實則由漢儒蒐集傳述而成。此爲吾國本草最古之書。至梁陶宏景。則有所增益。成爲名醫別錄。自唐至明。其間相與發明。纂修增潤。於是而有英公唐本草。唐新本草。蜀本草。開寶本草。嘉祐補註本草。圖經本草。政和本草等等。至明李時珍。訪采四方。網羅百氏。著爲本草綱目。集歷代本草之大成。爲空前未有之巨著。吾國藥物。由三百六十五種。至是增至一千八百七十一種。可謂博而宏矣。今世蘄陽田桐氏。曾作中華民族醫藥與廢論一文。攸關邦國之盛衰。其言大旨有民族之生活狀態。各自不同。均是人也。甲民族與乙民族之生理不同。其衛生也。亦自不同。均一民族也。上古之生理與今日之生理不同。其衛生也。亦自不同。衛生不同。斯醫藥亦異。今之論者。以爲今日之世界。科學世界也。中國醫理。不合於科學之體。中國醫藥。不合於科學之用。非根本廢除中國之醫藥。不足以謀進化而適合於科學。噫。爲此言者。殆不知進化爲何物。科學云者。物與物相値。有特別徵候。智者見之而加以修明。以貢獻於社會者之謂也。然則科學云者。有已經確定者。有未經確定者。不能以科學二字。卽可震而驚之。奉爲金科玉律也。且進一般科學而言醫藥科學。一般科學適於所用之謂也。醫藥科學。適於療病之謂也。不但文明人有科學。野蠻人亦有之。苗人善放蠱。亦苗人能治蠱。苗人善製毒箭。亦苗人善治毒箭。不但野蠻人有科學。獸類亦有之。鹿性好淫。當春夏之交。牡鹿尤縱慾。因之奄奄欲斃。牝鹿含草藥以療之則蘇。不但獸類有科學。蟲類亦有之。恆見蜘蛛張網於屋角。蜂過則羅而捕之。迨蜂反抗。蜘亦受傷。徐徐而退。至於屋頂。啄嚙瓦松以自療。人以瓦松治蜂傷。亦能獲效。適用爲科學。適病亦爲科學。不能以野蠻人之科學。獸之科學。蟲之科學。鄙夷不用。而坐以待斃也。況中國文明古國。其良法甚多多耶。日本桂田富士郎有言曰。誰謂草根木皮爲無用者。其亦一知半解者流之過言耳。方今化學雖有長足之進步。然吾人所知之有機性藥物。豈能全依集成作用而製成乎。間或依法製造。關於取材之費事。反不若選用自然界爲有利也。彼近今之西洋醫學界。猶不能捨毛地黃之浸藥。或昆儒蘭格（Cundoiengo）之皮煎。規尼涅以及嗎啡等之鹽基類。其原料有不取諸自然界者乎。言多數之漢藥。固仰給於自然界。初不外草根木皮爲大宗。雖曰草根木皮。亦未必不奏有神效。蓋至少積數千年悠久之實驗。此根深基固所成立之漢醫方藥。苟能從事科學而下觀察。且更加之實驗。其裨益國際上之醫學。尤爲吾國醫者所引爲自豪者也。默察蘄陽田氏所言日人桂田之說。皆諄諄以吾國醫藥。歷史久遠。豐富宏博。至有價值。未可輕視。誠知本之言哉。獨惜坊間所售關於吾國藥物之書籍。大都翻閱不便。檢查實難。識者病之。今特悉心整理。費時抽繹。成爲國藥字典一書。此書之作。實爲珍視吾國藥物。以使一般應用之人。得以隨時檢查而參證也。幸海內明達。指而正之。

海虞陳景岐謹誌

凡例

一、本書所載之藥物。大抵皆爲中國原有此種之出產者。故命名曰國藥字典。

一、本書所集各種藥物。均爲必需應用者。凡關於疾病之治療。飲食之調養。可爲應有盡有。一覽了然。

一、本書將從前沿用之綱目體例。略加變通。間有雖屬一種藥物。而分列爲另一專條者。視其需用之重要。非故事分析也。

一、本書體例。定爲性味。功用。產地。形態。禁忌。用法。製法。雜論。附錄。等項。分別記載。眉目清楚。視其需要與否。斟酌而詳略之。庶幾節省篇幅。

一、本書所載各項。均有來歷。斟酌去取。以便檢查。未敢妄加測臆。眩惑觀聽。

一、本書所載藥物。以首字筆畫之多寡。定爲先後之次序。檢查之際。庶幾可以一翻即得。

一、本書附載藥物別名。亦以首字之筆畫。分先後之次序。詳明見於某種藥物者。可以由此而檢查之。

一、本書所載藥物。幾近千種。附錄藥物。約六百餘種。搜羅周密。足資應用。

一、本書如有錯誤之處。當再加以修正。尚祈閱者指而教之。

本草藥性 **國藥字典**

目錄

一畫

二畫

三畫

四畫

六畫

七畫

九畫

十畫

十二畫

十三畫

十四畫

十五畫

十六畫

十七畫

十八畫

國藥字典

國醫 陳景岐編

一畫

▲一枝蒿

【性味】味甘。性平。無毒。

【功用】主驅風。理怯。活血。解毒。治一切積滯。沈痼陰寒等疾。

【產地】產新疆巴理坤深山中。屬山草類。

【形態】一枝出土。無他枝葉。

【雜論】此物宜於四月間採之。作煎膏用。

二畫

▲丁香 又名公丁香。母丁香。雞舌香。

【性味】味辛。性溫。無毒。

【功用】其性純陽。泄肺溫胃。大能療腎壯陽事。暖陰戶。治胃冷壅脹嘔噦呃逆。痃癖奔豚。腹痛口臭腦疳齒䘌。痘瘡灰白不發。

【產地】產於安南及我國兩廣西藏等地。雄者顆小爲公丁香。雌者顆大爲母丁香。即雞舌香也。綱目香木類。

【禁忌】辛熱而燥非屬虛寒。概勿施用。畏鬱金。忌火。

【雜論】證治要訣。治食蟹致傷丁香末姜湯五分服。

▲人中白 又名溺白垽。

【性味】味鹹。性涼。無毒。

【功用】降火散淤。治肺淤鼻衄。勞熱消渴。痘瘡倒陷。牙疳口瘡。

【產地】以童子便桶及山中老僧溺器刮下者尤佳。新瓦火煅過。綱目人類。

【禁忌】陽虛無火。食不消。腸不實者。忌之。

▲人中黃

【性味】味甘。(或作苦)性寒。無毒。

【功用】入胃清痰火。消食積。大解五臟實熱。治陽毒熱狂。痘瘡血熱。黑陷不起。

【產地】用竹筒刮去青皮。納甘草末於中。緊塞其孔。冬月浸糞缸中。至春取出。懸風處陰乾取末。綱目人類。

【禁忌】傷寒非陽明實熱。痘瘡非紫黑。乾枯。均禁。

▲人胞　一名紫河車。一名混沌皮。

【性味】味甘鹹。性溫。無毒。

【功用】能大補氣血。治一切虛勞損極。恍惚失志。癲癇病。虛者尤宜用。

【產地】爲婦人產後落下之胞衣。本人之氣血所生。以初胎無病者佳。綱目人類。

【禁忌】有胎毒者害人。以銀器插入焙煑。不黑則無毒。

【雜論】崔行功小兒方云：胞衣宜藏吉方。深埋緊築。若爲猪狗食。令兒癲狂。瘡癬。鳥雀食。令兒惡死。棄火中，令兒瘡爛。近社廟井灶、街巷。皆有所忌。此亦銅山西崩。洛鐘東應。自然之理。以之炮炙入藥。食其同類。不顧損人。長厚者不忍聞也。

▲人參　附參條。參鬚。太子參。參蘆。參葉。

【性味】味甘微苦。性溫。(或作微寒)無毒。

【功用】大補肺氣。瀉火除煩。生津止渴。開心益智。

聰耳明目。安精神。定魂魄。止驚悸。通血脈。破堅積。消痰水。氣壯而胃自開。氣和而食自化。又治虛勞內傷。發汗自汗。虛咳喘促。心腹寒痛。產後諸虛。小兒慢驚。痘科險症。外科陰毒。因虛失血。氣虛甚者。濃煎獨參湯服之。挾寒者稍加附子。

【產地】產遼東甯古塔者佳。山西雲南安徽以及高麗日本美國。亦均產之。綱目山草類。

【禁忌】忌鐵。不宜見風。白伏苓為使。畏五靈脂。惡皂角黑大豆紫石英人溲及藜蘆。

【附　錄】

【參條】乃橫生蘆頭上者。其力甚薄。止可用以調理常病。及生津止渴。其性橫行手臂。及指臂無力者。服之甚效。

【參鬚】亦橫生蘆頭上而更細者。其性與參條同。而力尤薄。要知參條參鬚。不過得參之餘氣。危險之證。斷難倚仗。

【太子參】雖甚細如參條。短緊堅實而有蘆紋。其力不下人參。

【參蘆】苦溫涌吐。虛勞痰飲。今東洋西洋俱常用之。

【參葉】大苦大寒。損氣敗血。其性與人參相反。且無用。所以從來本草內俱不載。

△八角金盤

【性味】味苦辛。性溫有毒。

【功用】治麻痺風毒。打撲瘀血停積。

【形態】樹高二三尺。葉如臭梧桐而八角。秋開白花細簇。綱目灌木類。

△刀豆

【性味】味甘。性溫。無毒。

【功用】溫中下氣。利腸胃。益腎歸元。止呃逆。

【產地】到處有之。都種於田園之間。綱目穀部。

【雜論】時珍曰。刀豆本草失載。惟近時載其煖而補元陽也。有人病後呃逆不止。聲聞鄰家。或令其取刀豆子燒存性。白湯調服二錢卽止，此亦取其下氣歸元而逆自止也。

△九牛草

【性味】味微苦。有小毒。

【功用】其苗主解風勞。治身體痛。（與甘草同煎服之。）

【產地】多生於山凹濕地。綱目隰草類。

【形態】獨莖高一尺。葉圓而長。背有白毛。面青。苗可療疾。

△九仙子

【性味】味苦。性涼。無毒。

【功用】散血結。治喉痺咽痛。（以新汲水或醋磨含嚥。）

【產地】產山野間。綱目蔓草類。

【形態】春季生苗。蔓高六七尺。細而有光。葉如烏柏葉而短扁不圓。葉脈生子枝一二。裊裊下垂。夏秋間開青黃色花。隨時結實。根連綴九枚。大如雞卵。小如半夏。色白。可療疾。

【雜論】此物俟九月乾枯後採用。

△九香蟲

【性味】味鹹。性溫。無毒。

【功用】壯元陽。治膈脘滯氣。脾胃虧損。

【產地】產於貴州赤水河中。大如指頭。狀如水虱。身青黑色。至冬蟄伏石下。綱目蟲類。

△九龍草

【性味】其葉性溫。

【功用】主行血脈。治風痺。雙單喉蛾。喉風痛。婦人乳癰。（搗同醬板罨之）紅白蛇纏。（焙存性麻油調搽或搗汁同雄黃酒冲服）跌撲損傷。除臭蟲。（取鮮者置四角席下任其自乾）

【產地】生於石上。或曰生於平澤中。結子色紅如楊梅。綱目石草類。

【形態】苗頭極多。蔓延丈餘。節處生根。葉絨細。青色。根莖亦可療疾。

三畫

△三七 一名山漆。

【性味】味甘苦。性微溫。無毒。

【功用】散瘀定痛。治吐血。衄血。血痢。血崩。目赤癰腫。爲金瘡杖瘡要藥。

【產地】我國湖廣一帶。多有之。山野自生。亦可栽植於庭園。綱目山草類。

【形態】爲多年生草。莖高三尺許。葉爲羽狀分裂。秋開黃褐色花。從廣西山洞來者。略似白芨。長者如老乾地黃。有節。味微甘。頗似人參。以末摻猪血中。血化爲水者眞。

【禁忌】能損新血。無瘀者勿用。

△三白草

【性味】味甘辛。性寒。有小毒。

【功用】消痰破癖。除積聚。利大小便。令人吐逆。（搗汁絞服）治瘧疾。胸膈熱痰。水腫。脚氣。小兒瘰癧。療疔腫。

【產地】生於水邊。爲多年生草。莖高二尺許。葉橢圓。基脚成心臟形。葉腋開穗狀花。淡黃色。綱目隰草類。

▲土人參　俗名粉沙參。別名天瓠。

【性味】味淡甘香。性微寒。無毒。

【功用】性善下降。能伸肺經治節。使清肅下行。補氣生津。治咳嗽喘逆。痰壅火升。久瘧淋瀝。難產經閉。瀉痢由於肺熱。反胃噎膈由於燥滋。凡有升無降之證。每見奇效。

【產地】產江浙二省。處處有之。綱目山草類。

【形態】高一二尺。春生葉如蒿艾。葉細小。作石綠色。映日有光。秋日開紫花。或帶青色。根長二三寸。似桔梗而柔。可療疾。

【禁忌】脾虛下陷。滑精夢遺。俱禁用。以其下行而滑竅也。孕婦亦忌。

▲土芋　俗名香芋。

【性味】味甘辛。性寒。有小毒。

【功用】煮熟食。厚腸胃。止熱嗽。生研水服。解諸藥毒。

【產地】處處有之。其形大小不一。爲家常之食物。綱目柔滑菜類。

【形態】蔓生。葉如豆。根圓如卵。肉白皮黃。與藤均可療疾。

【雜論】土芋根功能稀痘。解小兒痘毒。甚效。

▲土茯苓　俗名冷飯團。

【性味】味甘淡。性平。無毒。

【功用】祛濕熱以利筋骨。利小便以止泄瀉。治筋骨拘攣。楊梅瘡毒。癰瘰瘡瘇。

【產地】產四川湖北及南省諸山谷中。綱目蔓草類。

【形態】蔓生。莖有細點。葉端尖互生。長五六寸。質厚而滑。根圓連綴而生。大如鴨子。俗名冷飯團。有赤白二種。白者良。可煮食。亦可生啖。

【禁忌】淡滲傷陰。肝腎陰虧者勿服。忌茶。

▲土連翹 即羊躑躅實。

【性味】味苦。性溫。有毒。

【功用】行血治風寒濕痺。歷節腫脹。撲損疼痛。爲末同沒藥血竭酒服。

【產地】處處有之。爲落葉灌木。尤多產於廣東廣西四川一帶。綱目毒草類。

【禁忌】大損新血。無瘀勿用。體虛有瘀者亦忌之。

【雜論】此物爲活血疎風之品。善治七十二種風氣及跌打損傷。爲外科之聖藥。

▲土馬鬷

【性味】味甘酸。性寒。無毒。

【功用】治熱毒鼻衄。九竅出血。二便不通。烏頭髮。（煎水沐之）

【產地】多產於山地及土牆上。綱目苔類。

【形態】高四五寸。莖細長植立。密生小葉。葉狀如箭鏃。莖頂有子囊。體爲橢圓形。戴茶褐色毛冠。有柄甚長。

▲大小薊

【性味】味甘苦。性涼（或作性溫）無毒。

【功用】皆能破血退熱。治吐衄腸癰。小薊力微。能破瘀生新。不能如大薊之消癰毒。

【產地】生田野間。處處有之。綱目隰草類。

【形態】兩薊相似。花如髻。大薊高莖而葉皺。小薊莖低而葉不皺。皆用根。

【治驗】丹溪曰。小薊治下焦之結熱血淋。本事方。一人冷氣入陰囊。腫滿瘀痛。煎大薊汁服。立瘥。

△大茴香　古作蘹香。

【性味】味辛。性溫。無毒。

【功用】煖丹田。補命門。開胃下食。調中止嘔。療小腸冷氣。㿉疝陰腫。腹痛霍亂。乾濕脚氣。

【產地】產寧夏。大如麥粒。輕而有細稜。綱目葷菜類。

【禁忌】能昏目發瘡。若陽道數舉。得熱則吐者。均戒。

【治驗】疝氣入腎。茴香炒作二包。更換熨之。

△大風子

【性味】味辛。性熱。有毒。

【功用】取油治瘡癬疥癘。有殺蟲刧毒之功。

【產地】出我國南方。子中有仁。白色。久則油黃。不用。入丸藥。壓去油。

【治驗】壽域神方。治手背皺裂。大風子搗泥塗。

△大麻仁　一名火麻。

【性味】味甘。性滑利。無毒。

【功用】緩脾潤燥。治陽明病胃熱。汗多而便難。宜風利關節。催生而通乳。

【產地】處處有之。生圓形堅果。中含扁平之仁。即爲麻仁。綱目穀類。

【禁忌】陳士良食性本草云。多食損血脈。滑精氣。痿陽事。婦人多食。即發帶疾。以其滑利下行。走而不守也。腸滑者尤忌。極難去殼。帛裹置沸湯中。待冷懸井中一夜。晒乾。就新瓦上挼去殼。搗用。畏牡蠣、白微、茯苓。

△大戟

【性味】味苦。性寒。有毒。

【功用】苦能直泄。顓瀉臟腑水濕。兼善逐血。辛能横散。故汗發消癰。寒能通二便閉。治十二種水。腹滿極痛。積聚癥瘕。頸腋癰腫。風毒脚腫。通經墮胎。瀉火逐痰。

【產地】杭產紫者爲上。北產白者傷人。漿水煎輭去骨。得大棗良。赤豆爲使。惡山藥。畏菖蒲。反甘草。綱目毒草類。

【形態】爲多年生草。莖高三尺餘。葉如箭鏃。互生。有細鋸齒。夏月開花。小而褐色。雌雄同株。有總苞四片。圍繞如萼。根可療疾。

【禁忌】陰寒善走。大損眞氣。非元氣壯實。水濕伏留。不可浪施。

△大棗

【性味】味甘。性溫。無毒。

【功用】補中益氣。滋脾土。潤心肺。調營衞。緩陰血。生津液。悅顏色。通九竅。和百藥。傷寒及補劑中加用之。以發脾胃升騰之氣。須與薑並用。

【產地】我國山東河北等省所產。肥潤堅實者佳。綱目五果類。

【禁忌】紅棗功用相倣。差不及耳。雖補中而味過於甘中滿者忌之。凡風疾痰熱及齒痛俱非所宜。小兒疳病亦禁。生者尤爲不利。殺烏附毒。忌與葱魚同食。

△大麥　附麵。

【性味】味甘鹹。性微寒。無毒。

【功用】補虛勞。壯血脈。益顏色。實五臟。除熱止血。療消渴。化穀食。石蜜爲使。

【形態】一年或越年生草。莖高三尺許。頗類小麥。莖中空有節。初夏開花。穗端有長毛。結實較小麥爲大。

【產地】處處有之。北方者良。綱目穀類。

【雜論】宗奭曰。大麥性涼滑膩。有人患纏喉風。食不能下。用麵食稀糊食咽。以助胃氣而平。

【附　錄】

【麵】平胃寬胸。下氣消積。療脹進食。涼血止渴。

△大豆黃卷　一名豆糵。

【性味】味甘。性平。無毒。

【功用】除胃中積熱。消水病脹滿。破婦人惡血。療濕痺筋攣膝痛。

【產地】黑大豆爲糵。芽生五寸長。便乾之。名爲黃卷。一法以井華水浸大豆。候生芽。取皮陰乾。綱目穀類。

【雜論】小兒撮口初生。豆芽研爛絞汁。和乳灌少許良。

△大青

【性味】味苦微鹹。性大寒。無毒。

【功用】解心胃熱毒。治傷寒、時疾、熱狂。陽毒發斑。

黃疸熱痢丹毒喉痺。

【產地】處處有之。高二三尺。莖圓葉長。葉對節生。八月開小紅花，成簇，實大如椒。色赤。用莖葉。綱目隰草類。

【禁忌】非心胃熱毒勿用。

▲大腹皮 附子。又名大腹檳榔。

【性味】味辛。性溫。無毒。

【功用】辛泄肺。溫和脾。下氣寬胸。行水。通大小腸。治水腫脚氣。痞脹痰膈。瘴瘧霍亂。

【產地】產於南方溫熱之地。爲檳榔之一種。洗淨用。綱目夷果類。

【禁忌】病稍涉虛者勿用。

【附錄】

【子】辛澀溫。與檳榔同功。而力稍緩。形亦與檳榔相似。腹大而扁。故又名大腹檳榔。

▲大蒜 即葫。

【性味】味辛。性熱。有毒。

【功用】開胃健脾。消穀化食。辟穢去邪。通五臟。達諸竅。去寒滯。解暑氣。辟溫疫。消癰腫。破癥積。殺蛇蟲蠱毒。治中暑不醒。擣貼足心。能引熱下行。治鼻衄不止。擣納肛門。能通幽門。治關格不通。敷臍能達下焦。消水利大小便。切片灼艾灸一切癰疽惡瘡腫核。

【產地】處處有之。獨頭者佳。綱目葷菜類。

【禁忌】性熱氣臭。生痰動火。散氣耗血。昏目損神伐性。虛弱有熱之人。切勿沾唇。忌蜜。

▲大黃 亦名錦紋。

【性味】味大苦。性大寒。無毒。(或作有毒。)

【功用】其性沉而不浮。其用走而不守。若酒浸。亦能引至至高之分。用以蕩滌腸胃。下燥結而除瘀熱。治傷寒時疾。發熱譫語。溫熱瘴瘧。下痢赤白。腹痛裏急。黃疸水腫。癥瘕積聚。留飲宿食。心腹痞滿。二便不通。吐血衄血。血閉損傷。積血。一切實熱。血中伏火。行水除痰。蝕膿消腫。能推陳致新。

【產地】川產錦紋者良。故亦曰錦紋。有酒浸酒蒸生熟之不同。生用更峻。綱目毒草類。

【雜論】東垣曰。如定禍亂以致太平。所以有將軍之名。

▲小麥　附麵。稈。

【性味】味甘。性微寒。(或作性平)無毒。

【功用】養心除煩。和澀止血。為食物滋養之品。

【產地】處處有之。北方者良。綱目穀類。

【形態】為一年生禾本植物。莖高三四尺。中空有節。葉細長，有並行脈。初夏開小花。為穗狀花序。實為穎果。其芒甚長。

【雜論】仲景治婦人臟燥證。悲傷欲絕。狀若神靈。用甘麥大棗湯。大棗十枚。小麥一升。甘草一兩。亦補脾氣。聖惠方。小麥飯治煩熱。少睡多渴。

【附錄】

【麵】甘溫。補虛養氣。助五臟。厚腸胃。

【稈】燒灰入藥。去疣痣。蝕惡肉。

▲小茴香　一名蒔蘿。附八角茴香。舶茴香。

【性味】味辛。性平。(或作性溫)無毒。

【功用】理氣開胃。亦治寒疝。食料宜之。小如粟米。

炒黃得酒良。得鹽則入腎。發腎邪。故治陰疝。

【產地】產於甘肅兩廣及安南等地。綱目葷菜類。

【雜論】治陰疝病者。以受病於肝。見證於腎。大小茴香各一兩爲末。猪胞一個。連尿入藥。酒煎爛爲丸。每服五十丸。

【附錄】

【八角茴香】又名舶茴香。味辛甘。性平。功用略同。自番舶來。實大如柏實。裂成八瓣。一瓣一核。黃褐色。

△女靑

【性味】味辛。性平。有毒。

【功用】逐邪惡氣。辟不祥。禳瘟疫。殺鬼祟。治瘟瘧。暴死。吐利卒死。除蠱毒。

【產地】產於卑濕之地。綱目隰草類。

【形態】蔓生。莖汁有臭氣。葉爲卵形。或長橢圓形。夏月葉腋之間開白花。根可療疾。

△女貞子 卽冬靑子。

【性味】味甘苦。性涼（或作平）無毒。

【功用】益肝腎。安五臟。强腰膝。明耳目。烏鬚髮。補風虛。除百病。

【產地】處處有之。生山谷中。葉隆冬不凋。實入藥。綱目灌木類。

【禁忌】純陰至靜之品。唯陰虛有火者宜之。否則腹痛作瀉。

【雜論】女貞酒蒸晒乾二十兩。桑葚乾十兩。旱蓮草十兩。蜜丸。治虛損百病。如四月卽搗桑葚汁。七月卽搗旱蓮汁。和藥。不必用蜜。時珍曰。女貞上品要藥。古方罕用。何哉。女貞冬靑。時珍作二種實一物也。冬至採。佳酒蒸。搗汁熬膏。淨瓶收固埋地中七日。每用點眼。治風熱赤眼。

△女萎

【性味】味辛。性溫。無毒。

【功用】消食。治風寒洒洒。寒熱百病。驚癇。出汗。霍亂。洩痢。腸鳴遊氣。

【產地】此爲多年生野草。處處有之。綱目蔓草類。

【形態】葉爲複葉。小葉有缺刻。夏日莖端開小白花。結細實。莖可療疾。

【製法】去頭及白蕊。於槐砧上剉細。拌豆酒蒸之。約五六小時。晒乾用。

△川椒　一名蜀椒。附椒紅。

【性味】味辛。性熱。有毒。

【功用】入肺發汗散寒。治風寒咳嗽。入脾煖胃燥濕。消食除脹。治心腹冷痛。吐瀉澼痢。痰飲水腫。入右腎命門。補火。治腎氣上逆。陽衰洩精。溲數陰汗。破血通經。除癥安蚘。辟疫伏邪。殺鬼疰蟲魚毒。通血脈。消痿痹。行肢節。利機關。

【產地】產四川故名。今各省亦多種植。綱目味果類。

【形態】落葉灌木。幹高四五尺。有刺。葉爲複葉。光滑而厚。實肉厚皮皺。與皮之外部。可作香料。子光黑。如人之瞳。名椒目。去目而製之。曰椒紅。

【禁忌】命門火衰。有寒濕者。宜之。陰火虛旺之人。在所大忌。杏仁爲使。畏雄黃。附子。防風。款冬。涼水。麻仁。

【附錄】

【椒目】(另見專條)

【椒紅】辛溫有毒。散寒。燥濕。補火。發汗。暖胃。消食。溫中下氣。功效甚多。

▲山茶花

【性味】味甘微辛。性寒。無毒。

【功用】涼血。治吐衄腸風下血。湯火灼傷。（麻油調塗）用紅者。

【產地】產於南方諸省。花入藥。綱目灌木類。

▲山奈　俗作三奈。

【性味】味辛。性溫。無毒。

【功用】辛溫暖中。辟瘴癘惡氣。治心腹冷痛。寒濕霍亂。風蟲牙疼。

【產地】我國福建廣東四川。亦栽之。根葉皆如生薑。與甘松良薑俱用。入合諸香。綱目芳草類。

【禁忌】辛香伐氣。甚於甘松。香不宜輕服。

▲山慈姑　又稱毛姑。亦名甘菜。

【性味】味甘微辛。性平。有小毒。

【功用】功顓清熱散結。治癰疽疔腫。瘰癧結核。（醋磨塗）解諸毒。蠱毒。蛇蟲狂犬傷。

【產地】處處有之。爲原野自生之多年生草本植物。其下地鱗莖。謂之山慈姑。綱目山草類。

【形態】慈姑根類小蒜。去毛殼。有毛殼包裹者眞。故今人俱稱爲毛姑。

▲山豆根

【性味】味苦。性寒。無毒。

【功用】瀉心火以保肺金。去肺大腸之風熱。消腫止痛。治喉癰喉風。齦腫齒痛。（含之嚥汁）喘滿

熱欬。腹痛下痢。五痔諸瘡。解諸藥毒。敷禿瘡蛇狗蜘蛛傷。療人馬急黃。(血熱極所致)

【產地】產兩廣諸地。苗蔓如豆。經冬不凋。根入藥。綱目蔓草類。

【禁忌】大苦大寒。脾胃所惡。食少而瀉者。切勿沾唇。

【雜論】心火降則不灼肺而金清。肺與大腸相表裏。肺金清則大腸亦清也。

△山藥

一名薯蕷。附零餘子。

【性味】味甘。性溫平。無毒。

【功用】色白入肺。味甘歸脾，補其不足。清其虛熱。潤皮毛化痰涎。固腸胃止瀉痢。肺爲腎母。故又益腎強陰。治虛損勞傷。脾爲心子。故又益心氣。治健忘遺精。生擣敷癰瘡。消腫硬毒。

【產地】產於河南之懷慶府者爲勝。俗稱懷山藥、今江浙等地亦多有之。綱目柔滑菜類。

【形態】爲山野自生之宿根蔓草。根入藥。色白而堅者佳。

【禁忌】勿同麵食。

【附　錄】

【零餘子】(山藥藤上所結子)甘溫。功用強于山藥。益腎強腰脚。補虛損。食之不饑。

△山茱萸

【性味】味酸。性微溫(或作平)無毒。

【功用】固精祕氣。補腎溫肝。強陰助陽。安五臟。通九竅。能發汗。煖腰膝。治風寒濕痺。鼻塞目黃。耳鳴耳聾。月事過多。

【產地】產我國山東河南等省。子入藥。綱目灌木類。

【形態】落葉亞喬木。高丈餘。葉長橢圓形。端尖。春開小黃花。以數朶集成。後乃生葉。實橢圓。色赤。可療疾。

【禁忌】強陽不痿。小便不利者。不宜用。去核。惡防已防風桔梗。

▲山馬蘭

【性味】不詳。

【功用】補血治風痰。喉閉。伏氣病。小兒驚風。牙關緊閉。瘰流注。疔瘡。疥癬。痔腫。

【產地】生於山側。綱目山草類。

【形態】似劉寄奴草。蔓延至繁。到處生根。葉無椏。不對生。花心微黃赤。根入藥尤佳。

▲山查　一名棠毬子。

【性味】味酸甘。性微溫。無毒。

【功用】健脾行氣。消食磨積。散瘀化痰。發小兒痘疹。行乳食停留。止兒枕作痛。療小腸疝氣。

【產地】產北地。他處亦多有之。綱目山果類。

【形態】落葉灌木。高五六尺。枝多刺。葉有鋸齒。春暮開小白花。實有黃赤。大小二種。小者入藥。一名棠球子。去皮核。核亦有用。化食磨積。治疝催生。

【禁忌】多食令人嘈煩易飢。反伐脾胃生發之氣。（凡服人參不相宜者。服山查即解。一補氣。一破氣也）胃中無積。及脾虛惡食者。忌服。

▲千里及

【性味】味苦。性平。有小毒。

【功用】退熱明目。治時疫。結黃。瘴瘧。蠱毒。赤痢腹痛。療爛弦風眼。蛇犬咬傷。

【產地】多生田野道旁。綱目蔓草類。

【形態】莖圓而青。葉細而厚。背有毛。秋開黃花。不結實。

【雜論】此物有謂不可入衆藥同煮者。

△千里光

【性味】不詳。

【功用】明目去星障。治時疫。目不清。火眼。紅絲。白障。迎風流淚。亦鼻。聤耳。鵝掌風。瘵楊梅瘡及諸瘡瘍瘰腫毒破爛。蛇犬咬傷。

【產地】生山中。綱目山草類。

【形態】立夏後生苗。一莖直上。高數尺。葉如菊而長不對生。背有毛。枝榦圓而青。秋開黃花。不結實。莖葉皆可療疾。

【雜論】此物爲外科聖藥。

△千年健

【功用】壯筋骨。治胃痛。(酒磨服)風氣痛。(入藥酒用)

【產地】產廣西安南等地。綱目蔓草類。

【形態】形如藤。長數尺。氣極芳烈。

【禁忌】忌萊菔。

【雜論】此物善治風氣。於老人最宜。

△千張紙

【性味】不詳。

【功用】治心氣痛。胃脘痛。(燒灰酒服)除小兒氣。辟惡止驚。(以緋絹袋盛佩臂上)

【產地】產雲南舊廣南府境。江蘇亦有之。綱目雜木類。

【形態】實形如扁豆。其中片片如蟬翼。約手掌大。狀如通草。

【雜論】或謂卽仙人掌草曬乾。其中心層層作羅紋捲心。折之如通草狀者。或曰卽宜南草也。

▲千歲子

【性味】味甘。性平。無毒。

【功用】除熱解暑。止渴醒酒。和中。益胃。利肺。治小便祕塞。（打碎。水煎飲之。）療發背惡瘡。（搗爛如泥塗）

【產地】熱帶植物。產於安南。綱目夷果類。

【形態】蔓生。根下有子。鬚綠色。交加如織。一苞恆二百餘顆。皮殼青黃色。中有肉如栗。味亦如之。乾則殼肉相離。狀如肉豆蔻。

【雜論】或曰此爲仙掌子之別名。

▲千歲虆

【性味】味甘。性平。無毒。

【功用】益氣力。續筋骨。補五臟。長肌肉。治諸痺。久服輕身不飢。耐老。通神明。

【產地】生於山野。綱目藤類。

【形態】凌冬不凋。莖攀援樹上。折之有白汁。葉如蒲萄葉而小。五月開花。七月結子。色青黑微赤。根與藤汁皆可療疾。

四畫

▲丹砂

【性味】味甘。性微寒。無毒。

【功用】明目。鎭心。潤肺。淸肝。養精神。安魂魄。通血脈。悅澤顏面。益氣。祛風。發汗。辟瘴。幷治身體五臟百病。霍亂轉筋。心痛煩滿。客忤驚癇。死胎不下。小兒痘毒等證。

【產地】產於湖南舊辰州府境者爲最佳。爲水銀硫黃之天然化合物。綱目石類。

【雜論】此物爲生於南方。稟離火之氣而成。體陽而性陰。入心經。爲安神定魄之良品。患心熱者。非此不除。

▲丹參

【性味】味苦。性微寒。無毒。

【功用】氣平而降。味苦色赤。入心與包絡。破宿血生新血。安生胎。墮死胎。調經脈。除煩熱。功兼四物。(一味丹參散功同四物湯)爲女科要藥。治冷熱勞。骨節痛。風痺不隨。癥瘕。血虛血瘀之候。又治目赤。疝痛。瘡疥腫毒，排膿生肌。養神定志。通利血脈。

【產地】產陝西一帶。今處處有之。綱目山草類。

【形態】爲一年生野草。莖高二尺許。葉爲奇數羽狀複葉。秋初開淡紫色小脣形花。成長穗。中有細子。根長尺許。皮丹肉紫。可療疾。

【禁忌】雖能補血。長於行血。無瘀斟酌用之。畏鹹水。忌醋。反藜蘆。

【雜論】丹參之能調經。因風寒濕熱。襲傷營血。則經水不調。先期屬熱。後期屬寒。又有血虛血瘀氣滯痰阻之不同。大抵婦人之病。首重調經。經調則百病自散矣。

▲五倍子　一名文蛤。附百藥煎。

【性味】味酸。性寒。無毒。

【功用】酸澀能斂肺。鹹寒能降火。生津。化痰。止嗽。止血。斂汗。解酒。療消渴泄痢。瘡癬五痔。下血脫肛。膿水濕爛。子腸墜下。散熱毒。消目腫。斂瘡口。其色黑能染髮。

【產地】處處有之。以四川產者爲佳。綱目蟲類。

【形態】生鹽膚木上。乃小蟲。食汁遺種。結球於葉間。殼輕脆而中虛。可以染皂。或生或炒。擣末用。

【禁忌】嗽由外感。瀉非虛脫者。禁用。

【附錄】

【百藥煎】功與五倍子不異。但輕造釀。其體輕虛。其性浮收。且味帶餘甘。治上焦心肺咳嗽。痰飲熱渴諸病。含噙尤爲相宜。製法用五倍子爲粗末。每一觔以眞茶一兩。煎濃汁。入酵糟四兩。擂爛拌和。器盛置糠缸中罯之。待發起如發麵狀。卽成矣。揑作餅丸曬乾。

▲五味子　有南北二種。

【性味】味酸。（皮甘。肉酸。核中苦辛。都有鹹味。）性温無毒。

【功用】能斂肺氣而滋腎水。益氣生津。補虛明目。濇精強陰。退熱斂汗。止嘔住瀉。甯嗽定喘。除煩渴。消水腫。解酒毒。收耗散之氣。瞳子散大。

【產地】產高麗及我國山陝江浙間多有之。而以北產黑紫者良。綱目蔓草類。

【禁忌】五味乃要藥。人多不敢用者。寇氏虛熱之說誤之爾。唯風邪在表。痧瘮初發。一切停飲。肺家有實熱者。皆當禁之。蓯蓉爲使。惡萎蕤。熬膏良。

▲五加皮　附葉。

【性味】味辛苦。性溫。無毒。

【功用】順氣而化痰。堅骨而益精。祛風而勝濕。逐皮膚之瘀血。療筋骨之拘攣。治虛羸。陰痿囊濕。女子陰癢。小兒脚弱。明目。縮便。愈瘡。療疝。釀酒尤良。

【產地】產陝西江浙湖南等地。根皮入藥。綱目灌木類。

【形態】莖青。節白。花赤。皮黃。根黑。上應五車之精。故名。芬香五葉者佳。遠志爲使。惡元參。

【禁忌】下部無風寒濕邪而有火。及肝腎虛而有火者。勿服。

【雜論】王綸曰。風病飲酒能生痰火。唯五茄皮浸酒益人。

【附錄】

【葉】作蔬食。去皮膚風濕。

▲五靈脂

【性味】味甘。性溫。無毒。

【功用】入肝經血分。通利血脈。散血和血。血閉能通。經多能止。治血痺血積血眼血痢腸風崩中諸血病。（圖經云血暈者半炒半生末服一錢。）心腹氣血一切諸痛。起風殺蟲。化痰消積。療驚癇瘧疝蛇蠍蜈蚣傷。（五靈脂一兩。雄黃五錢。酒調服。滓敷患處。治毒蛇咬傷。）

【產地】北地鳥名寒號蟲矢也。研末酒飛去砂石用。行血宜生。止血宜炒。惡人參。綱目原禽類。

【禁忌】血虛無瘀者忌用。

【雜論】李仲南永類鈐方曰。五靈脂治崩中。非止治之藥。乃去風之劑。衝任經虛。被風襲傷營血。以致崩中暴下。與荊芥防風治崩。義同。方悟古人識見深遠如此。時珍曰。此亦一說。但未及肝血虛滯。亦自生風之意。按衝爲血海。任主胞胎。任脈盛則月事以時下。通衝脈無崩漏之患。且易有子。

▲五葉草

【性味】不詳。

【功用】治痘後眼翳。（搗成餅。如豆大。如左眼有翳。則貼右眼角肉上。其翳卽移至右眼。再貼左眼角肉上。其翳卽移至鼻梁內。卽能除去。）

【產地】綱目雜草類。

▲六月霜

【性味】味苦。性寒。無毒。

【功用】解暑消食。運脾。厚腸胃。開膈下氣。令人善啖。止痢。解毒。治傷寒時疫。痞悶。不快。積滯。瘵疥瘡。

【產地】處處有之。綱目隰草類。

【形態】狀如乾薄荷而長大倍之。花如薄荷。葉似劉寄奴子入藥。

【雜論】爲解暑消食之良品。治傷寒時疫。有起死回生之力。或曰卽曲節草之別名。

▲王不留行

【性味】味苦而甘。性平。無毒。

【功用】其性行而不住。能走血分。通血脈。乃陽明衝任之藥。除風去痺。止血定痛。利便通經。催生下乳。治金瘡。癰瘡疔瘡。出竹木刺。

【產地】爲一年生草本植物。處處有之。綱目隰草類。

【形態】花如鈴鐸。實如燈籠子。殼五稜。取苗子蒸。漿水浸。

【禁忌】失血後崩漏家。及孕婦並忌之。

△王瓜　即土瓜根。

【性味】味苦。性寒。無毒。

【功用】瀉熱利水。治天行熱疾。黃疸消渴。（搗汁用）便數，帶下，月閉瘀血。利大小腸。排膿消腫。下乳。墮胎。

【產地】各地有之。根及子皆入藥。綱目蔓草類。

【禁忌】唯實熱壅滯者宜之。稍稍挾虛者。切勿妄投。

【雜論】根如括蔞之小者。味如山藥。根子通用。經疏曰。主治略似括蔞。傷寒發斑。用王瓜搗汁和伏龍肝末服甚效。黃疸變黑。醫所不能治。用土瓜根汁平旦溫服一小升。午刻黃水當從小便出愈。

△井中苔

【性味】味甘。性大寒。無毒。

【功用】治水腫。療熱瘡。漆瘡。湯火傷。（爲末。入冰片摻之。）解野葛。巴豆諸毒。

【產地】生於廢井中者。此屬苔類。別錄中品。

【雜論】此物秉至陰之氣。爲治熱瘡火傷之良品。生於牆陰濕地者。亦可代之。

△井泉水

【性味】味甘微鹹。性平。無毒。

【功用】新汲者療病宜人。解熱悶煩渴。平旦第一汲爲井華水。其功極廣。涼能清熱。甘可助陰。宜煎補陰藥。及氣血痰火藥。

【雜論】凡井水有遠從地脈來者爲上。有從近處江湖滲來者次之。其城市溝渠有汚水雜入者。成鹼用時須煎滾停一刻。候鹼澄乃用之。否則氣味俱惡。不堪入藥也。雨後水渾須擂入桃杏仁澄之。

△牛肉　附牛乳。乳餅。白水牛喉。牛髓。牛筋。

【性味】味甘。性溫。無毒。

【功用】黃牛肉爲補養脾胃要藥。安中補脾。益氣止渴。

【產地】處處有之。有黃牛水牛兩種。綱目畜類。

【禁忌】老病及自死之牛。服之損人。

【附　錄】

【牛乳】味甘寒。潤腸胃。解熱毒。補虛勞。治反胃噎膈。

【乳餅】一名乳腐。力稍遜之。酥酪醍醐。皆牛羊乳所作。滋潤滑澤。宜於血熱枯燥之人。

【白水牛喉】治反胃吐食。腸結不通。（除兩頭去脂膜。醋浸炙末。每服二錢。陳米飲下。）

【牛髓】（煉過用）補中塡骨髓。久服增年。

【牛筋】補肝強筋。益氣力。

△牛黃

【性味】味甘。性平。有小毒。

【功用】清心解熱。利痰。涼驚。通竅辟邪。治中風入臟。驚癇口噤。小兒胎毒痰熱諸病。

【產地】多出陝西等地。牛有黃。必多吼喚。以盆水承之。伺其吐出。迫喝卽墮水。名生黃。如雞子黃大。輕虛氣香者良。殺死角中得者名角黃。心中者名心黃。肝膽中者。名肝膽黃。成塊成粒。總不及生者。但磨指甲上黃透甲者眞。產陝西者最勝。廣中者力薄。綱目畜類。

【禁忌】東垣曰。牛黃入肝。治筋中風入臟者。用以入骨追風。若中腑中經者誤用之。反引風入骨。如油入麵。莫之能出。得牡丹菖蒲良。人參爲使。惡常山。地黃。龍膽。龍骨。

△牛膝

【性味】味苦酸。性平。無毒。

【功用】能引諸藥下行。酒蒸甘酸而溫。益肝腎。強筋骨。治腰膝骨痛。足痿經攣。陰痿久瘧。生用散惡血。破癥結。治心腹諸痛。淋痛尿血。經閉產難。喉痺齒痛。癰腫惡瘡。金瘡傷折。出竹木刺。（搗爛罨之即出。縱瘡口合。刺猶自出）有升無降。

用以爲導。甚妙。

【產地】產河南懷慶府。長大肥潤者良。下行生用。爲山野自生之多年生植物。根入藥。綱目隰草類。

【禁忌】主用皆在腎肝下部。上焦藥中勿入。夢遺精滑。血崩不止。及氣虛下陷。因而腿膝腫痛者。大忌入滋補藥。酒浸蒸。惡鼈甲。畏白前。忌牛肉。

【雜論】口舌瘡爛。牛膝浸酒含漱。牙齒疼痛。煎湯冷漱。

△夫編子

【性味】味甘。性平。無毒。

【功用】清熱除煩。潤肺。滋命門。益元氣。寧心志。養血脈。生津液。解暑渴。利水道。止逆氣喘急。治骨蒸勞熱。四肢瘦削如枯柴。（同白鴨煑爛淡食）

【產地】此爲熱帶植物。產安南武平山谷中。三月開花。五六月子熟。綱目夷果類。

【雜論】入雞魚猪鴨羹中味最美。並可醃食。

△天南星 又名虎掌。

【性味】味苦辛。性溫。有大毒。

【功用】能治風散血。勝濕除痰。攻積拔腫。爲肝脾肺三經之藥。治驚癇風眩。身強口噤。喉痺舌瘡。結核疝瘕。癰毒疥癬。蛇蟲咬毒。破結下氣。利水墮胎。更烈於半夏。

【產地】產我國北方。爲多年生草本植物。生於山野陰處。根入藥。綱目毒草類。

【形態】根似半夏而大。看如虎掌。故亦名虎掌。以礬湯或皂角汁浸三晝夜。曝用。或酒浸一宿。蒸熟。竹刀切開。以不麻爲度。或姜渣黃泥和包煨熟用。造麴法以姜汁礬湯和南星末作餅。楮葉包。待生黃衣。日乾。造膽星法。臘月取黃牛膽汁和南星末納入膽中。風乾。年久者尤佳。畏附子乾姜防風。

【禁忌】南星治風痰。半夏治濕痰。功用雖類而實殊也。非西北人眞中風者勿服。陰虛燥痰大忌。

△天名精 一名池松。一名活鹿草。一名蝦蟆藍。 附杜牛膝鶴蝨。

【性味】味甘苦。性平。無毒。

【功用】能破血。能止血。吐痰除毒。解毒殺蟲。治乳蛾喉痺。砂淋血淋。小兒牙關緊閉。急慢驚風。服汁吐瘧痰。漱汁止牙痛。搗敷蛇蟲螫毒。地黃爲使。

【產地】產平原川澤。處處有之。綱目隰草類。

【附錄】

【根名杜牛膝】功用相同。色白如短牛膝。

【鶴蝨】治疣齩腹痛。（面白唇紅。時發時止。爲蟲痛。肥肉汁調末服）即天名精子。最黏人衣。有狐氣。炒熟則香。（怪疾奇方大腸蟲出不斷。斷之復生。行坐不得。鶴蝨末水調半兩服。自愈）

△天門冬

【性味】味甘苦。性平。（或作大寒）無毒。

【功用】清金降火。益水之上源。滋陰潤燥。殺蟲消痰。澤肌膚。利二便。治肺痿肺癰。吐膿吐血。痰嗽喘促。嗌乾消渴。足下熱痛。虛勞骨蒸。一切陰虛有火諸證。

【產地】處處有之。近以浙東產者爲多。或生於海濱暖地。或種於各地。綱目蔓草類。

【形態】爲多年生野草。其莖纏絡於他物。葉作鱗片狀。枝彎曲如針。夏開細白或黃紫色花。秋結黑子於根枝旁。根可療疾。

【禁忌】性寒而滑。脾胃虛而泄瀉惡食者。大非所宜。取肥大明亮者。去心皮酒蒸熬膏良。地黃貝母爲使。惡鯉魚。

△天花粉

【性味】味酸甘微苦。性寒。無毒。

【功用】酸能生津。甘不傷胃。微苦微寒。降火潤燥。滑痰解渴。生肌排膿。消腫行水。通經止小便利。治熱狂時疾。胃熱疸黃。口燥唇乾。腫毒發背。乳癰瘡痔。

【產地】處處有之。以產陝西者爲良。根名天花粉。實名瓜蔞。實皮曰瓜蔞皮。中含子仁甚多。亦曰括蔞仁。（另見專條）俱入藥。綱目蔓草類。

【形態】爲多年生野草。葉如掌狀。似王瓜葉而光澤。夏開白花。根潔白如雪。實橢圓形。色黃紅若縞。紅綠色。多脂。與根。實。皮。莖。葉。皆可療疾。

【禁忌】大宜虛熱人。脾胃虛寒者戒用。

▲天仙藤　卽靑木香藤。

【性味】味苦。性溫。無毒。

【功用】疏氣活血。治風勞腹痛。姙娠水腫。

【產地】產我國江浙一帶。根與藤莖皆入藥。綱目蔓草類。

【形態】葉似葛。圓而小。有白毛。根有鬚。四時不凋。一云。卽靑木香藤。

【雜論】集效方天仙藤一兩。好酒一盞。煎半盞服之。治疝氣作痛神效。

▲天竹黃

【性味】味甘。性寒。無毒。

【功用】涼心經。去風熱。利竅豁痰。鎭肝明目。功同竹瀝。而性和緩。無寒滑之患。治大人中風不語。小兒客忤驚癎。爲尤宜。

【產地】產雲南四川南海等地。生於大竹之內。色黃。片片如竹節。亦曰天竺黃。綱目苞木類。

【禁忌】久用亦能中寒。

▲天麻　莖名赤箭。子名還筒子。

【性味】味辛。性溫。無毒。

【功用】入肝經氣分。通血脈。疏痰氣。治諸風眩掉。頭旋眼黑。語言不遂。風濕㿏痺。小兒驚癎。根類王瓜。明亮堅實者佳。濕紙包煨熟。切片酒浸一宿焙。

【產地】產四川及各地山野之陰地。莖名亦箭。根即天麻。綱目山草類。

【禁忌】血液衰少及非眞中風者忌用。

【附錄】

【赤箭】消癰腫。下支滿寒疝。下血。圖經曰。天麻用根。有由內達外之理。赤箭用莖。有自表入裏之功。

【還筒子】定風補虛。

△元寶草

【性味】味辛。性寒。無毒。

【功用】補陰。治吐血衂血。瘰癧毒。跌撲。閃腰挫痛。

【產地】產於江浙田塍間。綱目雜草類。

【形態】穀雨後生苗。一莖直上。葉對節生。中闊。兩頭如梭子形。亦如元寶。穿莖直上。或三四層。或五六層。小滿後開黃色花。

△元精石 又名玄精石。

【性味】味鹹。性寒。無毒。

（功用】太陰之精。鹹寒而降。治上盛下虛。救陰助陽。（同硫黃硝石用）有扶危拯逆之功。（正陽丹用治傷寒壯熱。來復丹用治伏暑熱瀉。）

【產地】出解池通泰積鹽處。鹹鹵所結。青白瑩徹。片皆六稜者良。（今世用者多是絳石）綱目鹵石類。

△元參 又名玄參。亦名黑參。

【性味】味苦鹹。性微寒。無毒。

【功用】除煩止渴。降火滋陰明目。解毒利咽喉。通二便。治頭痛鼻瘡。瘰癧鼠瘻。發癍咽痛。頸下結核。急喉痺風。癧疽疝氣。溫瘧游風。潮熱骨蒸。

【產地】處處原野多產之。根直而肥大。生時本作白色。及切成片後。忽變黑色。綱目山草類。

【禁忌】脾虛泄瀉者忌。蒸過再焙。勿犯銅器。惡黃耆萸肉。畏薑。反藜蘆。

【雜論】元素曰。元參乃樞機之劑。管領諸氣上下。清肅而不濁。風藥中多用之。活人書治傷寒陽毒。汗下後毒不散。心下懊憹。煩不得眠。心神顛倒欲絕者。俱用元參。以此論之。治胸中氤氳之氣。瀉無根浮游之火。當以元參爲聖劑也。

▲升麻

【性味】味甘辛微苦。性平。無毒。

【功用】表散風邪。升散火鬱。能升陽氣於至陰之下。引甘溫之藥上行。以補衛氣之散。而實其表。治時氣毒癘。頭痛。寒熱。肺痿吐膿。下痢。後重久泄脫肛。崩中帶下。痘瘡癍疹。風熱瘡癰。解百藥毒。

【產地】四川陝西淮南溪澗陰地產之。根紫黑色。體輕入藥。綱目山草類。

【形態】爲多年生草。莖高二三尺。葉似麻。爲複葉。有缺刻及鋸齒。夏開白花。成總狀花序。結黑實。根如蒿根。紫黑色。多鬚。可療疾。

【禁忌】陰虛火升者忌用。下元虛者。用此升之。則下元愈虛。

▲孔雀肉

【性味】味鹹。性涼。微毒。

【功用】解藥毒。蠱毒。

【產地】此為熱帶產物。多由印度羣島及暹羅輸入我國園囿中常蓄之。別錄下品山禽類。

【雜論】此物以為脯腊。味如雞鶩。能解百毒。又可辟惡。但食後服藥無效。

▲巴旦杏仁　又名甜杏仁。

【性味】味甘。性平。無毒。

【功用】止欬下氣。消心腹逆悶。

【產地】處處有之，以產山東河南者為勝。仁入藥。綱目五果類。

【形態】形扁皮白。尖彎如鸚哥嘴者眞。形圓皮黃。尖直者名甜杏仁。不入藥者也。

【禁忌】有濕痰者勿服。以其性潤也。

▲巴豆　去油名巴豆霜。附巴豆油。巴豆根皮。

【性味】味辛。性大熱。有毒。

【功用】開竅宣滯。去臟腑沉寒。為斬關奪門之將。破血瘕食積。生冷硬物所傷。大腹水腫。瀉痢驚癇。口喎耳聾。牙疼喉痺。殺蟲。通經墮胎。

【產地】產四川。出古之巴郡。故名。木高大。結實作房。內含之仁。卽巴豆油。去油名巴豆霜。綱目喬木類。

【禁忌】元素曰。不可輕用。鬱滯雖開。眞陰隨損。以少許着肌膚。卽起泡。況腸胃柔薄之質。無論下後耗損眞陰。卽臟腑被其薰灼。能無潰爛之患耶。萬不得已。亦須炒熟去油。入少許卽止。

【附錄】

【巴豆油】作紙撚。燃火吹息。或薰鼻。或刺喉。能出惡涎惡血。治中風中惡。痰厥氣厥。喉痺不通。一切急痛。

【巴豆根皮】治癰疽發背腦疽鬢疽。掘取洗擣敷患處。留頭妙不可言。或收根陰乾。臨時水搗亦可。

△巴戟天

【性味】味辛甘。性微溫。無毒。

【功用】強陰益精。治五勞七傷。散風濕。治風氣脚氣水腫。

【產地】產四川。多生山林中。葉經冬不枯。根似聯珠。入藥。綱目山草類。

【形態】爲常綠草。生於山地。葉厚大。至秋開花結實。根如連珠。擊破中紫而鮮潔者。僞也。中雖紫。微有白糝粉色。而理小暗者。眞也。蜀產佳。去心。酒浸焙用。

【禁忌】陰虛而相火熾者。忌服。覆盆子爲使。惡丹參。

△水芹

【性味】味甘。性平。無毒。

【功用】去伏熱。及頭中風熱。利口齒。及大小腸。治煩渴崩中帶下五種黃病。（小便出血。水芹搗汁。日服二合。）

【產地】生於水邊濕地。處處有之。爲芹之一種。本經列爲下品。

【形態】爲多年生草。莖有稜。中空。高二尺許。其氣芳香。葉爲羽狀複葉。互生。夏開細白花。五瓣。爲複繖形花序。

△水仙根

花名金盞銀臺。

【性味】味苦微辛。性寒。無毒。

【功用】根主治癧疽。眼傷。及魚骨哽。花主治作香澤塗身。去風氣。又療婦人五心發熱。

【產地】爲多年生草本植物。產於福建之煖地。綱目山草類。

【雜論】五心發熱。出潔衛生下簡方。同乾荷葉赤芍等分爲末。白湯調。每服二錢。熱自退。

△水楊枝葉

【性味】味苦。性平。無毒。

【功用】宜行氣血。痘瘡頂陷。漿滯不起。煎湯浴之。

【產地】多生水邊。處處有之。落葉亞喬木。爲楊之一種。

【雜論】此爲發痘漿之良品。蓋因血氣凝滯。或風寒外束。而然。宜用水楊枝葉。無葉用嫩枝五觔。流水一釜。煎湯浴。如冷添湯。良久照見纇起有暈絲者。漿行也。如不滿。再浴之。虛人只洗頭面手足。屢浴不起者死。初出及癢塌者。皆不可浴。若內服助氣血藥。其效尤速。此方有變理之妙。蓋黃鍾一動。而蟄蟲啓戶。東風一吹。而堅冰解凍之義也。

△水萍 又名浮萍草。

【性味】味辛。性寒。無毒。

【功用】輕浮入肺經。發汗祛風。利水消腫。

【產地】生於池澤水面。處處有之。七月採紫背浮萍用之。綱目水草類。

【禁忌】非大實大熱不可輕試。（丹溪曰。浮萍發汗。勝於麻黃。）七月採紫背浮萍。揀淨。以竹篩攤曬。下置水一盆映之。則易乾。

【雜論】鼻衄不止。浮萍末吹之。大腸脫肛。用紫背浮萍爲末乾貼之。

▲水蛭 卽馬蟥。

【性味】味鹹。性平。有毒。

【功用】治惡血。積聚。染鬚極效。亦白丹腫。腫毒初生。(竹筒合咂有功)

【產地】產池澤中。處處有之。好吸附人畜肌膚。以吮其血。綱目蟲類。

【禁忌】炒枯黃用。畏石灰鹽。

【雜論】能引藥力倒上至根。用水蛭爲細末。以龜尿調撚鬚。稍自倒入根也。誤吞生者入腹生子。咂血腸痛瘦黃。以田泥調水。飲數杯必下也。或以牛羊熱血同猪脂飲之亦下。

▲水銀

【性味】味辛。性寒。有毒。

【功用】功顓殺蟲。治瘡疥蟣蝨。解金銀銅錫毒。墮胎絕孕。

【產地】產山陝間山中。從丹砂燒煅而出。得鉛則凝。得硫則結。併棗肉入唾研則碎。散失在地者。以花椒末茶末收之。綱目石類。

【禁忌】畏慈石砒霜。

【雜論】性滑重。直入肉。頭瘡切不可用。恐入經絡。令人筋骨拘攣。若近男陽。陽痿無氣。唯以赤金係患處。水銀自出。

▲方解石

【性味】味苦辛。性大寒。無毒。

【功用】治胸中留熱結氣。黃疸。通血脈。解蠱毒。

【產地】產山中。爲灰石之透明而結晶者。爲菱狀之六角方晶系。擊之易破。無論小至何狀。均不失原形。別錄下品石類。

【雜論】此物可代石膏惡巴豆。

▲木瓜

【性味】味酸濇。性溫。無毒。

【功用】和脾理胃。歛肺伐肝。化食止渴。氣脫能收。氣滯能和。調營衛。利筋骨。去濕熱。消水脹。治霍亂轉筋。瀉痢脚氣。腰足無力。

【產地】處處有之。形大如瓜。大者如拳。色黃赤。實入藥。綱目山果類。

【禁忌】多食損齒及骨。病癃閉陳者良。忌鐵。

▲木天蓼子

【性味】味苦辛。性微熱。有小毒。(或作無毒。)

【功用】治賊風。口眼喎斜。痃癖氣塊。婦女虛勞。

【產地】爲山野自生之落葉灌木。綱目灌木類。

【形態】葉橢圓。端尖。互生。初夏開五瓣白花。頗似梅花。子細長而尖。鹽漬可食。凡枝葉根均可療疾。

▲木耳

附地耳。石耳。

【性味】味甘。性平。有小毒。

【功用】利五臟。宣腸胃。治五痔及一切血證。

【產地】處處有之。生古槐桑樹者良。柘樹者次之。綱目芝耳類。

【附錄】

【地耳】甘寒明目。

【石耳】甘平明目益精。

▲木通

【性味】味辛甘(或作辛苦)性平。無毒。

【功用】輕虛上通心包。降心火。清肺熱。化津液。下通大小腸膀胱。導諸濕熱由小便出。通利九竅血脈關節。治胸中煩熱。遍身拘痛。大渴引飲。淋瀝不通。耳聾目眩。口燥舌乾。喉痺咽痛。鼻齆失音。脾熱好眠。除煩退熱。止痛排膿。破血催生。行經下乳。

【產地】多自生山野。各省皆有之。莖入藥。古名通草。參看通草類。綱目蔓草類。

【形態】色白而梗細者佳。藤有細孔。兩頭皆空。故通竅。

【禁忌】精滑氣弱。內無濕熱及妊娠者。均忌。

▲木芙蓉

【性味】味微辛。性平。無毒。

【功用】性滑涎黏。清肺涼血。散熱止痛。消腫排膿。治一切癰疽腫毒有殊功。

【產地】處處有之。插條卽生。花艷如荷。故有芙蓉木蓮之名。花與葉均入藥。綱目灌木類。

【雜論】一切癰疽腫毒。用芙蓉花或葉。或皮或根。生搗或乾研末。蜜調塗四圍。中間留頭。乾則頻換。初起者卽覺清涼。痛止腫消。已成者卽膿出。已潰者卽易斂。瘍科秘其名為清涼膏。清露散。鐵箍散。皆此物也。或加赤小豆末或蒼耳燒存性為末。加入亦妙。經水不止。芙蓉花蓮蓬殼。等分為末。米飲下二錢效。

▲木蘭花

【性味】味苦。性溫。無毒。

【功用】消痰。益肺。和氣。治婦人經痛不孕。(取開未足者。每歲用一朵煎服）療魚骨哽喉。

【產地】南方之人多種於庭園。爲落葉亞喬木。本經上品。香木類。

【形態】幹高數丈。凌冬不凋。葉與花瓣。均爲倒卵形。春來開花。九瓣。有紅黃白三色。其皮薄而有辛香氣。與花均可療疾。

▲木香

【性味】味辛苦。性溫。無毒。

【功用】爲三焦氣分之藥。能升降諸氣。泄肺氣。疏肝氣。和脾氣。治一切氣痛。中氣不省。耳卒聾閉。嘔逆反胃。霍亂瀉痢。後重癃閉。痰壅氣結。痃癖。癥塊。腫毒。衝脈爲病。氣逆裏急。殺鬼物。禦瘴霧。去腋臭。健胃寬中。醒脾消食。開鬱安胎。

【產地】產雲貴兩廣。亦有爲舶來品。形如枯骨。味苦黏舌者。名青木香。今人皆稱爲廣木香。南木香。綱目芳草類。

【形態】爲莖生植物。莖甚長。常攀附他木。葉爲羽狀複葉。小葉之數凡五。有細鋸齒。春暮開花。小而香。白者香可愛。花大而黃者。則香微遜。根可療疾。

【禁忌】香燥而偏於陽。肺虛而熱。血枯而燥者。愼勿與之。

▲木賊草

【性味】味甘微苦。性平。無毒。

【功用】治目疾。迎風流淚。翳膜遮睛。去節者。能發汗。中空而輕。有升散火鬱風濕之功。

【產地】產於陝西一帶。多生山野陰濕之地。他處亦有之。綱目隰草類。

【形態】爲常綠灌木。生山野之隱花植物。高二尺許。莖中空而輕。每寸許結節。節間生退化之葉。夏秋之交。莖頂生穗。色綠褐。如筆頭。可作磨木材骨角等用。

【禁忌】多服損肝。

【雜論】舌鞭出血。木賊煎水。漱之卽止。

▲木犀花

【性味】味辛。性溫無毒。

【功用】潤髮(同麻油蒸塗)生津。辟臭。化痰。美顏色(作面脂)治風蟲牙痛。(均同百藥煎孩兒茶作餅噙。)

【產地】多植於庭園中。爲常綠亞喬木。綱目香木類。

【形態】葉對生。楕圓形。秋日開四出之小花。香氣濃郁。可療疾。

▲木棉

俗稱棉花。附子油。

【性味】味甘。性溫。無毒。

【功用】治血崩金瘡。

【產地】有草木二種。草本出南番。宋末始入江南。今則徧及江北與中州矣。不蠶而綿。不麻而布。利被天下。其益大哉。木本出交州。永昌等處。木棉綱目喬木類。

【附錄】

【子油】辛熱微毒。治惡瘡疥癬。然燈損目。

▲木槿

【性味】味苦。性涼。無毒。

【功用】活血潤燥。治腸風。瀉血。痢後熱。渴作飲服。

令人得睡。擦頑癬及蟲瘡。

【產地】川產者良。肉厚而色紅者爲眞。用根皮。綱目灌木類。

【形態】落葉叢生。人家多種爲藩籬。高七八尺。葉爲卵形。三裂互生。夏秋之際。開紅紫白諸色花。五瓣短柄如蜀葵。朝開暮落。結實輕虛。中有子。秋深自裂。

【禁忌】不宜多服。

【雜論】癬瘡有蟲。用川槿皮。肥皂水浸。時時擦之。或浸汁磨雄黃尤妙。赤白帶下。川槿皮二兩。白酒碗半煎一碗。空心服。白帶用紅酒甚妙。

木鼈子　附香木鼈。

【性味】味苦微甘。性溫。有毒。

【功用】利大腸。治瀉痢疳積。瘰癧瘡痔。乳癰蚌毒。消毒追毒生肌除䵟（音旱黑痣）。顯入外科。

【產地】產湖南兩廣江浙等地。綱目蔓草類。

【形態】核扁如鼈。綠色。

【附錄】

【番木鼈】產四川。形較小。有毛。治咽喉痺痛。消痞塊。

月季花

【性味】味甘。性溫。無毒。

【功用】活血。消腫毒。

【產地】爲庭園之栽植品。引蔓甚長。莖青有硬刺。葉小於薔薇。花色深紅。千層厚瓣。逐月開放。可療疾。綱目蔓草類。

【雜論】此花按月開放。不失經行常度。功能活血。凡瘡瘍觸犯穢氣而伏陷者。用之甚效。

△毛茛

【性味】味辛。性溫。有毒。

【功用】除冷氣。（和薑搗塗腹上）截瘧。（揉碎縛臂上。男左女右。勿令近肉。）療癰腫惡瘡。（搗敷勿入瘡）

【產地】多生於低平濕地。綱目毒草類。

【形態】莖葉皆有細毛。莖高二三尺。春暮開花。黃色五瓣。甚光艷。其葉與實均可療疾。

五畫

△仙人掌

【性味】味苦濇。性寒。無毒。

【功用】治腸痔瀉血。（與甘草浸酒服。）小兒白脫瘡。（焙末。油調摻。）

【產地】產於墨西哥高原。爲常綠多年生草。綱目石草類。

【形態】種類甚多。有高八九尺者。莖扁平。或圓柱形。綠色。無葉。表面多針刺。夏日開花。黃色多瓣。實有毛刺。熟則可食。

【雜論】或有產於滇粵等暖地。依石壁而生者。屬於灌木類。

△仙茅

【性味】味辛。性熱。有毒。

【功用】助命火。益陽道。明耳目。補虛勞。治失溺無子。心腹冷氣。不能食。腰脚冷痺不能行。專於補火。唯精寒者宜之。

【產地】多生暖地山中。四川及西部多有之。綱目山草類。

【形態】葉如茅而略潤。根如小指。黃白多涎。竹刀去皮。切。糯米泔浸一宿。去赤汁。則毒出。

【禁忌】火熾者有偏絕之虞。忌鐵。

△代赭石

【性味】味苦。性寒。無毒。

【功用】入肝與心包血分。除血熱。治吐衄崩帶。胎動產難。翻胃噎膈。哮呷有聲。金瘡長肉。

【產地】產各處山中。我國北方多有之。煅紅醋淬水飛。綱目石類。

【禁忌】乾薑爲使。畏雄附。

【雜論】仲景治傷寒汗吐下後。心下痞鞕噫氣。用代赭旋覆湯。取其重以鎮虛逆。亦以養陰血也。

△冬瓜　一名白瓜。附子。葉。

【性味】味甘。性寒。無毒。

【功用】瀉熱益脾。利二便。消水腫。止消渴。散熱毒癰腫。

【產地】處處有之。亦多種於園圃。綱目蓏菜類。

【形態】春暮生苗。引蔓。葉如掌狀分裂。莖葉皆有毛刺。夏日開黃花。結實大者徑尺餘。長二三尺。瓜皮堅厚。嫩時色綠有毛。老則蒼色。上浮白霜。

【禁忌】此物性走而急。若虛寒及久病滑洩者。均忌。爲散毒下氣之良品。須經霜者良。未霜食之。令人反胃。久食令人瘦。

【附　錄】

【子】補肝明目。凡藥中所用瓜子。皆冬瓜子也。

【葉】治消渴瘧疾寒熱。搗研敷多年惡瘡。

△冬葵子　附蜀葵花。

【性味】味甘。性寒。無毒。
【功用】潤燥利竅通營衛。行津液。利二便。消水腫。
（用榆皮等分煎）通關格。下乳滑胎。
【產地】處處有之。綱目隰草類。
【形態】有秋葵冬葵蜀葵等種。古時以爲常食品。有紫莖白莖二種。以白莖者爲勝。大葉小花。花紫黃色。其莖葉俱隨日而轉。秋葵復種。經冬至春作子者。名冬葵子。根葉同功。春葵子亦滑。不堪入藥。
【禁忌】四季勿食生葵。令人飲食不化。發百病。卽藥內亦不可用。

【附錄】

【蜀葵花】凡赤者治赤帶。白者治白帶。赤者治血燥。白者治氣燥。亦治血淋關格。皆取其寒潤滑利之功。（湯火傷瘡。冬葵葉爲末敷之）

▲冬蟲夏草

【性味】味甘。性平。無毒。
【功用】保肺益腎。止血化痰。已勞嗽。
【產地】四川嘉定府所產者最佳。雲南貴州所出者次之。冬在土中。身活如老蠶。有毛能動。至夏則毛出土。上連身俱化爲草。若不取。至冬則復化爲蟲。爲草之寄生於蟲體者。綱目拾遺草部。
【禁忌】凡血症肺有熱者忌之。
【雜論】與雄鴨同煮爲饌。大宜老人。綱目主補精益髓。功同人參。

▲半天河水　一名上池水。

【性味】味甘。性微寒。無毒。
【功用】治鬼疰狂邪惡毒。洗諸瘡。主蠱毒。殺鬼精。

恍惚妄語。與飲之勿令知之槐樹間者。主諸風及惡瘡風癢疥瘡。

【產地】此竹籬頭水及空樹穴中水也。能洞見臟腑。

【雜論】戰國策云。長桑君飲扁鵲以上池水。半天河水也。

▲半夏

附生薑麴。礬麴。皂角麴。竹瀝麴。麻油麴。牛膽麴。開鬱麴。硝黃麴。海粉麴。霞天麴。

【性味】味辛。性溫。（或作性平）有毒。

【功用】和胃健脾。除濕化痰。發表開鬱。下逆氣。止煩嘔。發聲。救暴卒。又能行水氣以潤腎燥。利二便。止咽痛。治欬逆頭眩。痰厥頭痛。眉稜骨痛。脇痛胸脹。傷寒寒熱。痰瘧不眠。反胃吐食。散痞除癭。消腫止汗。爲治濕痰之主藥。

【產地】產四川江浙等地。爲多年生野草。根白色。入藥。綱目毒草類。

【禁忌】主治最多。莫非脾濕之證。苟無濕者。均在禁例。古人半夏有三禁。無血家渴家汗家也。若非脾濕且有肺燥。誤服半夏。悔不可追。孕婦服之。能損胎。柴胡射干爲使。畏生姜秦皮龜甲雄黃。忌羊血海藻飴糖。惡皂角。反烏頭。

【附錄】

【韓飛霞】造麴十法。

【生姜麴】姜汁浸造。治淺近諸痰。

【礬麴】礬水煮和薑造。礬最能卻水。治清水痰。最有效。

【皂角麴】皂角汁和半夏末造。治風痰。開經絡。一用白芥子等分。或三分之一。

【竹瀝麴】竹瀝和成。加麴造。治皮裏膜外結核隱顯之痰。

【麻油麴】麻油浸半夏三五日。炒乾爲末。治虛熱勞欬之痰。

【牛膽麴】用臘月黃牛膽汁。加熟蜜造。治癲癇風痰。

【開鬱麴】用香附蒼朮撫芎等分熬膏。和半夏造。治鬱痰。

【硝黃麴】用芒硝。居半夏十分之三。爲末。和大黃膏治中風卒厥。傷寒宜下由於痰者。

【海粉麴】用海粉雄黃居半夏之半爲末。蜜和。治積痰沉痼。

【霞天麴】黃牛肉和半夏造。治沉疴痼痰。以上均照造麴法。草掩七日。懸掛風處。愈久愈佳。

▲玉柏

【性味】味酸。性溫。無毒。

【功用】益氣。輕身止渴。

【產地】爲盆栽植物。養之盆中。數年不凋。綱目苔類。

【形態】爲多年隱花植物。高六七寸。由地下莖分生多枝。葉小。密如鱗片。秋日自梢端抽短穗。附着胞子囊。莖葉均可療疾。

▲玉蜀黍 一名玉高粱。附根葉。

【性味】味甘。性平。無毒。

【功用】調中開胃。用以救荒。

【產地】處處有之。爲黍之一種。

【形態】一年生禾本植物，苗葉俱以蜀黍而肥矮。

亦似薏苡。苗高三四尺。六七月開花成穗。如秕麥狀。苗心別出一苞。如櫻魚形。苞上出白鬚垂垂。久則苞拆子出。顆顆攢簇。子亦大如櫻子。黃白色。可爍炒食之。炒拆白花。如炒拆糯穀之狀。

【附錄】

【根葉】治小便淋瀝。沙石。痛不可忍。

▲玉簪 一名白鶴仙。

【性味】味辛甘。性寒。微毒。

【功用】根搗汁服。解一切毒。下骨硬。塗癰腫。

【產地】爲庭院栽植之品。綱目毒草類。

【形態】二月生苗。六七月抽莖。有細葉。花長二三寸。潔白如玉。形如簪頭。故名。

【禁忌】凡服者不可着牙。損齒極速。

【雜論】余居士取牙方。玉簪根乾者一錢。白硇三分。白硇七分。蓬砂二分。威靈仙三分。草烏頭一分半。爲末。以少許點牙疼處。卽自落。

▲瓜蒂 一名瓜丁。附甜瓜。瓜葉。

【性味】味甘。性寒。有小毒。

【功用】能吐風熱痰涎。上膈宿食。治風眩頭痛。懊憹不眠。癲癇喉痺。上脘痞鞭。頭目濕氣。水腫黃疸。濕熱諸病。

【產地】卽甜瓜之蒂。甜瓜處處有之。多種於田園。綱目蓏果類。

【禁忌】損胃傷血。耗氣奪神。上部無實邪者。切勿輕投。

【附錄】

【甜瓜】俗名熟瓜。性冷有小毒。能損人。

【瓜葉】無髮。搗汁塗之卽生矣。

△瓦松

【性味】味酸。性平。無毒。

【功用】治口中乾痛。大腸下血。（燒灰水送服。）水穀血痢。通婦女經絡。止血。療頭風白屑。口瘡不歛、（搗塗）生眉髮。熬膏用。

【產地】多生屋瓦上及深山石罅縫中。綱目苔類。

【形態】葉厚。細長而尖。遠望如松。夏日葉心抽莖。高四五寸。花成長穗。色淡紅。莖可療疾。

△甘草　附甘草頭。甘草梢。

【性味】味甘。性平。無毒。

【功用】生用平氣。補脾胃不足而瀉心火。炙用氣温。補三焦元氣而散表寒。入和劑則補益。入汗劑則解肌。入涼劑則瀉邪熱。入峻劑則緩正氣。入潤劑則養陰血。能協和諸藥。使之不爭。生肌止痛。通行十二經。解百藥毒。故有國老之稱。療諸癰腫瘡瘍。大而結者良。出大同。名粉草。細者名統草。補中炙用宜大者。瀉火生用宜細者。

【產地】我國各地皆產之。莖高二三尺。綱目山草類。

【禁忌】中滿證忌之。白朮苦參乾膝爲使。惡遠志。反大戟芫花甘遂海藻。然亦有並用者。

【附錄】

【甘草頭】宣通吐。消腫導毒。宜入吐藥。

【甘草梢】達莖中。止莖中痛。淋濁證用之。

△甘松香

【性味】味辛甘。性温。無毒。

【功用】芳香理諸氣。開脾鬱。治風疳齒䘌。脚氣膝浮。（煎湯淋洗）卒然心腹痛滿。

【產地】出松州涼州遂州等處。葉細如茅草。用根。綱目芳草類。

【禁忌】味雖甘畢竟辛香伐氣。挾虛者忌之。

△甘遂

【性味】味苦性寒。有毒。

【功用】能瀉腎經及隧道水濕。直達水氣所結之處。以攻決爲用者。爲下水之聖藥。可治主十二種水。大腹腫滿。疝瘕積聚。痞熱宿食。痰迷癲癇。

【產地】產陝西河南等地。自生山野。爲類似大戟之毒草。綱目毒草類。

【形態】其莖葉含乳液。切斷之。則流白汁。皮赤。肉黑。根作連珠。重實者良。麵裹煨熟用。

【禁忌】去水極神。損眞極速。大實大水。可暫用之。否則宜禁。瓜蒂爲使。惡遠志。反甘草。

【雜論】仲景治心下留飲。與甘草同用。取其相反以立功。有治水腫及腫毒者。以甘遂末敷腫處。濃煎甘草湯服之。其腫立消。二物雖相反感應如此其神。

△甘菊花　附菊青葉。

【性味】味甘苦。性微寒。（或作平）無毒。

【功用】備受四氣。（冬苗春葉夏蕊秋花）飽經霜露。得金水之精。能益肺腎二臟。以制心火。而平肝木。木平則風息。火降則熱除。故能養目血。去翳膜。（與枸杞相對。蜜丸久服。永無目疾。）治目淚頭眩。散濕痺遊風。

【產地】家園所種。杭產者良。爲菊之一種。綱目隰草類。

【形態】其花細碎。有黃白二種。單瓣味甘者入藥。點茶。釀酒。作枕。俱佳。白朮枸杞子地骨皮爲使。

【附錄】

【菊青葉】救垂危疔毒。以葉搗爛。入酒絞汁飲之。其渣敷於毒上神效。

▲甘蔗 附擣汁。

【性味】味甘。性微寒。（或作平）無毒。

【功用】和中助脾。除熱潤燥。消痰止渴。解酒毒。利二便。治嘔噦噎膈反胃。（和薑汁服）大便燥結。

（外臺方嚼嚥或搗汁治發熱口乾便濇。）

【產地】我國南方都產之。有紫皮綠皮數種。綱目蓏果類。

【禁忌】胃寒嘔吐。中滿滑瀉。勿食。

【附錄】

【擣汁】虛熱欬嗽。口乾涕唾。用蔗漿升半。青粱米四合煮粥。日食二次。極潤心肺。

▲甘藷 即番薯。一名山芋。

【性味】味甘。性平。無毒。

【功用】補虛乏。益氣力。健脾胃。強腎陰。

【產地】其種來自南洋羣島。二三月及七八月。俱可下種。隨地繁生。塊根形橢圓。蓏菓類。

【雜論】陳祈陽異物志云。珠厓之人。不業耕。唯種此。名儲糧。海中人多壽。以不食五穀。而食甘藷故也。

▲甘藤汁

【性味】味甘。性平。無毒。

【功用】調中益氣。通血脈。解諸熱。利五臟。治煩悶。

口渴。熱痢。膝腫。

【形態】生於山野。藤粗如雞卵。中空如木防己。折斷吹之。氣可通貫。其汁甘美如蜜。與葉皆可療疾。

▲甘藍葉

【性味】味甘。性平。無毒。

【功用】塡髓腦。明耳目。益心力。健人少睡。益腎。壯筋骨。利臟腑關節。通經絡中結氣。心下結伏氣。治黃毒。

【產地】隴西一帶多植之。綱目隰草類。

【形態】葉平滑而厚。嫩時微白。層層包裹如球。夏日開花。四瓣淡黃。列爲總狀花序。子葉皆可療疾。

▲生菜 一名白苣。

【性味】味苦。性寒。無毒。

【功用】利五臟經脈。開胸膈壅氣。解熱毒酒毒。止渴利腸。

【產地】處處有之。綱目菜類。

【形態】似萵苣而葉色白。折之有白汁。春日下種。初夏開黃花。

【雜論】魚臍瘡頭白痛甚。以針刺破頭。以白苣汁滴孔中良。

▲生地黃 卽鮮生地。

【性味】味苦微甘。性大寒。無毒。

【功用】入心腎。瀉小腸火。淸燥金。平諸血逆。消瘀通經。治吐衄崩中。熱毒痢疾。腸胃如焚。傷寒溫疫痘證。諸大熱大渴引飮。折跌絕筋。利大小便。又能殺蟲。治心腹急痛。

【產地】產陝西河南者良。綱目隰草類。

【形態】生川澤黃土之地。庭園亦可栽植。根入藥。根鬚之鮮者。卽鮮生地也。

【禁忌】必燥結有實火者。方可用。凡脾胃弱。大便泄。胸膈多痰。氣道不利者均忌。

【雜論】生地一斤。瓜蔞糟一斤。生薑四兩。炒熱罨傷處折處。冷則易之。又生地汁三升。酒升半。煮服。下撲損瘀血也。海上方。搗汁和麵作餺飥食。能利出蟲。忌用鹽。熱暍昏沉。地黃汁一盞。服之。

△生熟湯　一名陰陽水。

【性味】味甘鹹。性平。無毒。

【功用】宣和陰陽。調中消食。治霍亂吐瀉有神功。

【用法】以新汲水百沸湯合一盞和勻。

【雜論】時珍曰。上焦主納。中焦腐化。下焦主出。三焦通利。陰陽調和。升降周流。則臟腑暢達。一失其道。二氣淆亂。濁陰不降。清陽不升。故發爲霍亂嘔吐之病。飲此湯輒定者。分其陰陽。使得其平也。按霍亂有寒熱二證。倉卒患此。脈候未審。愼勿輕投偏熱偏寒之劑。曾見有服薑湯而立斃者。唯飲陰陽水爲最穩。霍亂邪在上焦則吐。邪在下焦則瀉。邪在中焦則吐瀉交作。此濕霍亂證。猶易治。唯心腸絞痛。不得吐瀉。名乾霍亂。俗名絞腸痧。其死甚速。古方用鹽熬熱。童便調服。極爲得治。勿與穀食。卽米飲下嚥亦死。

△生薑　附薑葉。薑汁。薑皮。

【性味】味辛。性溫。無毒。

【功用】行陽分而祛寒發表。宣肺氣而解鬱調中。暢胃口而開痰下食。治傷寒頭痛。傷風鼻塞。咳逆嘔噦。胸膈痰膈。寒痛濕瀉。消水氣。行血痺。通神明。去穢惡。殺半夏南星菌蕈野禽毒。去山嵐瘴氣。

【附錄】

【莖葉】食鱠成癥。擣汁飲。卽消。

【薑汁】辛溫而潤。治噎膈反胃。救暴卒。療狐臭。搽凍耳。貼風濕痺痛。

【薑皮】辛涼和脾。行水。治浮腫脹滿。

▲田雞　一名鼃。又名金絲鼃。

【性味】味甘。性寒。無毒。

【功用】解勞熱熱毒。利水消腫。饌食調疳瘦。補虛損。尤宜產婦。擣汁服。治蝦蟆瘟病。燒灰塗月蝕瘡。

【產地】產於各處水田中。此係蛙屬。

【形態】體色淡綠。背有黃色縱線。腹白。口中有舌及齒。趾有蹼。性機警。善鳴。棲息水田。食昆蟲。有益農業。

【雜論】戴原禮證治要訣云。凡渾身水腫。或單腹脹者。以青蛙一二枚。去皮炙食之。則自消也。嘉謨云。天行面赤項腫名蝦蟆瘟。以金絲蛙擣汁水調。空腹頓飲極效。

▲田螺

【性味】味甘。性大寒。無毒。

【功用】利濕清熱。止渴醒酒。利大小便。治腳氣。黃疸。噤口毒痢。（用螺加少麝搗餅。烘熱貼臍下。引熱下行。自然思食。）目熱赤痛。（入鹽花。取汁點之。）搽痔瘡狐臭。敷瘰癧潰破。（連殼燒存性。香油調搽。）

【產地】產於各處水田中。屬濕生類。

【形態】棲息水中。與蝸牛相似。爲胎生。以鰓呼吸。有鱉。色暗綠。肉涎與水。均可療疾。

△白丁香

【性味】味苦。性溫。微毒。

【功用】疝瘕積脹痃癖。及目翳弩肉。癰疽瘡癤。咽噤齒齲。

【產地】此卽雄雀糞也。

【製法】陰人使雄。陽人使雌。臘月采得。去兩畔附著者。鉢中研細。以甘草水浸一宿。去水。焙乾用。

【雜論】日華曰。凡鳥左翼掩右者是雄。其屎頭尖挺直。雷斅曰。凡使勿用雀兒糞。雀兒黃口。未經淫者也。其雀屎底坐尖在上是雄。兩頭圓者是雌。時珍曰。別錄止用雄雀屎。雌雄分用。則出自雷氏也。

△白附子

【性味】味辛甘。性大熱。（或作溫）有小毒。

【功用】大熱純陽。爲陽明經藥。能引藥勢上行。治面上百病。祛風痰。治心痛血痺。諸風冷氣。中風失音。陰下濕癢。

【產地】產高麗及四川。綱目毒草類。

【形態】生砂磧下濕地。根如草烏之小者。皺紋有節。炮用。

【禁忌】燥毒之品。似中風證。雖有痰亦禁用。小兒慢驚勿服。

【雜論】陶隱居曰。此藥久絕。無復眞者。今唯涼州生之。

△白朮

卽野白朮。附於朮。天水朮。狗頭朮。

種白朮。
【性味】味甘。性溫。無毒。
【功用】本善補氣。同補血藥用。亦能補血。無汗能發。有汗能止。補脾則能進飲食。祛勞倦。止肌熱。化癥癖。和中則能已嘔吐。定痛安胎。燥濕則能利小便。生津液。止泄瀉。化胃經痰水。理心下急滿。利腰臍血結。去周身濕痺。
【產地】產河南浙江安徽等地。綱目山草類。
【禁忌】腎虛者勿用。有火者生用。

【附錄】

【於朮】產於潛者佳。今甚難得。卽浙江諸山出者。俱可用。
【天水朮】出宜歙者。
【狗頭朮】冬月採者佳。用糯米泔浸。陳壁土炒。或蜜水炒。人乳拌用。熬膏良。
【種白朮】產浙江台州燕山。亦以冬月採者爲佳。止可用以調補常病之虛者。及病後調理脾胃用之。治生死關頭。斷難恃以爲功。

▲白堊 卽白墡土。又名白土粉。

【性味】味甘。(或作苦)性溫。無毒。
【功用】治男子水藏冷。女子子宮冷。卒暴欬嗽。風赤爛眼。反胃瀉痢。痱子瘙癢。(爲末敷之)臁瘡不乾。(煅研生油調搽。)
【產地】產河南山西。今他省亦多有之。綱目土類。
【禁忌】不可久服。否則損五臟。
【雜論】本經主女子寒熱癥瘕。月閉積聚。

▲白芷 又名香白芷。

【性味】味辛。性溫。無毒。

【功用】通竅發汗。除濕散風。治頭目昏痛。眉稜骨痛。牙痛鼻淵。目癢淚出。面皯瘢疵。皮膚燥癢。風熱之病。及血崩血閉。腸風痔瘻。癰疽疥瘍。濕熱之病。活血排膿。生肌止痛。解砒毒蛇傷。又治產後傷風。諸種頭痛。

【產地】處處有之。綱目芳草類。

【形態】根有輪節或隆起。外面色淡黃褐。氣味甚香。色白氣香者佳。名香白芷。不香者名水白芷。

【禁忌】燥能耗血。散能損氣。有虛火者勿用。癰疽已潰。宜漸減去。當歸爲使。惡旋覆花。

不堪用。微焙。

▲白頸蚯蚓　附蚯蚓泥。

【性味】味鹹。性寒無毒。

【功用】能淸熱利水。治溫病大熱。狂言。大腹黃疸。腎風脚氣。

【產地】處處有之。此爲蚯蚓之老者。

【用法】治大熱。井水調下入藥。或曬乾爲末。或鹽化爲水。或微炙或燒灰。

【附錄】

【蚯蚓泥】卽蚯蚓屎。甘寒瀉熱解毒。治赤白久痢。敷小兒陰囊熱腫腫腮丹毒。

▲白魚　一名鱎魚。

【性味】味甘。性平。無毒。

【功用】開胃下氣。去水氣。（金匱有滑石白魚散）令人肥健。

【產地】產於各處淡水中。

【形態】長三四尺。色青白。頭尾向上。體扁鱗細。肉中有細刺。

【雜論】或醃。或糟藏。皆可食。孟洗曰。炙食少動氣。鮮者多食亦泥人。經宿者勿食。令人腹冷。吳瑞日用本草曰。多食生痰。與梨同食患腰痛。

▲白花蛇

【性味】味甘鹹。性溫。有毒。

【功用】能內走臟腑。外徹皮膚。透骨搜風。截驚定搐。治風濕癱瘓。大風疥癩。

【產地】產四川雲貴諸地。黑質白紋。脅有二十四方勝文。綱目鱗類。

【用法】頭尾有毒。各去三寸。亦有單用頭尾者。酒浸三日。去盡皮骨。大蛇一條。只得淨肉四兩。得火良。頭治瘰風毒癩。

【禁忌】走竄有毒。唯真有風有宜之。若類中風屬虛者。大忌。凡服蛇酒藥切忌見風。

▲白蘞 附赤蘞。

【性味】味苦辛。性平。無毒。

【功用】能除熱。殺火毒。散結氣。生肌止痛。治癰疽瘡腫。面上泡瘡。金瘡撲損。斂瘡方多用之。搽凍耳（同黃柏末油調）

【產地】產湖南湖北。及北方各省多有之。根入藥。綱目蔓草類。

【禁忌】反烏頭。

【附錄】

【赤蘞】功用皆同。（鄭奠一曰。能治溫瘧血痢。腸風痔漏。赤白帶下。）蔓赤。枝有五葉。根如卵而長。三五枚同窠。皮烏肉白。

▲白菜

一名菘菜。黃芽菜。

【性味】味甘。性平。無毒。

【功用】利腸胃。除胸中煩。解酒渴。消食下氣。治瘴氣。止熱氣嗽。和中。利大小便。

【產地】各地皆有。種類不一。爲常食之物。綱目葷菜類。

【形態】莖圓厚者名白菜。莖扁而白黃嫩脆美者。名黃芽菜。尤美而益人。

【雜論】小兒赤游。行于上下。至心即死。菘芽擣敷之良。添毒生瘡。擣敷亦妙。

▲白豆

一名飯豆。附白豆葉。

【性味】味甘。性平。無毒。

【功用】補五臟。煖腸胃。調中。助十二經脈。

【產地】處處有之。爲豆之一種。

【形態】一年生草。莖高二尺許。葉爲複葉。實藏於莢。大如綠豆而稍長。白色或土黃色。

【雜論】思邈曰。腎之穀也。腎病宜食之。

【附錄】

【白豆葉】煑食。利五臟。下氣。

▲白馬溺

附馬肉。

【性味】味辛。性寒。有毒。

【功用】殺蟲。破癥積。治反胃。

【產地】產新疆蒙古青海川邊等地。爲芻食動物。綱目家畜類。

【雜論】祖台之志怪云。昔有人與奴皆患心腹痛病。奴死。剖之得一鼈。尚活。以諸藥投口中。不死。有人乘白馬觀之。馬溺墮鼈。而鼈縮。遂以灌之。即化成水。主乃服馬溺而愈。反胃亦有因蟲積者。故亦治之。

【附錄】

【馬肉】辛苦冷。有毒不宜食。煮汁洗頭瘡白禿良。

△白芨

【性味】味苦辛。性微寒。無毒。

【功用】入肺止吐血。肺損者能復生之。治跌打折骨。(酒服二錢。)湯火灼傷。(油調末敷)惡瘡癰腫。敗疽死肌。去腐逐瘀生新。除面上皯皰。塗手足皸裂。令人肌滑。

【產地】處處有之。綱目山草類。

【形態】爲山野多年生草本植物。亦可種植於庭園。根黃白色。中含黏液頗多。

【禁忌】紫石英爲使。畏杏仁。反烏頭。

△白稨豆

【性味】味甘。性微溫。無毒。

【功用】調脾和胃。降濁升清。消暑除濕。止渴止瀉。專治中宮之病。生用，或炒研。

【產地】處處有之。爲稨豆之色白者。

【禁忌】中和輕緩。故無禁忌也。然多食能壅氣。傷寒邪熾者勿服。

【雜論】土強濕去。正氣自旺。所以能療嘔吐霍亂。及帶下諸證。亦白帶下。炒研末米飲服二錢。霍亂轉筋。研末醋湯和服之。俱妙。

△白米飯草　一名糯米飯草。又名竦竦草。

【性味】味甘。性平。無毒。

【功用】潤燥補肺。和中益胃。治勞傷肺氣。吐血欬嗽。又名竦竦草。用花尤良。花味甚甘。兒童常採以竦其汁。故名。

【產地】處處有之。爲稻之一種。

【雜論】不論根莖花葉。搗汁熬膏入上白蜜煉稠。貯瓷器。隨時服之。

▲白鶴血

【性味】味鹹。性平。無毒。

【功用】益氣力補虛乏。去風益肺。

【產地】東三省及西伯利亞等處多產之。綱目水禽類。

【形態】以丹頂者爲最貴。體大高三尺餘。嘴頸脚趾甚長。翼大無蹼。飛翔至捷。爲應節趨時之鳥。

【雜論】骨酥炙入滋補藥。

▲白前

【性味】味辛甘。性微寒。（或作微溫）無毒。

【功用】長於降氣。下痰止嗽。治肺氣壅實。（喉中作水雞聲者服之立愈。）胸脇逆滿。

【產地】山野多年生草。綱目山草類。

【形態】似牛膝。粗長堅直。脆而易斷者。白前也。短小柔輭。能彎不斷者。白微也。去頭鬚。甘草水浸一伏時。焙用。

【禁忌】肺實者宜。否則忌也。忌羊肉。

▲白頭翁

【性味】味辛苦。性溫。無毒。

【功用】苦堅腎。寒涼血。入陽明血分。治熱毒下痢。溫瘧寒熱。齒痛骨痛。鼻衄禿瘡。瘰癧疝瘕。血痔偏墜。（擣敷患處）明目消疣。

【產地】處處有之。生山谷及田野。綱目山草類。藥肆中多於統柴胡內揀出用之。然必頭上有白毛者方眞得酒良。

【禁忌】血分無熱者忌。

▲白微

【性味】味苦鹹。性寒。（或作性平）無毒。

【功用】利陰氣。下水氣。主中風身熱支滿。忽忽不知人。血厥。熱淋溫瘧。寒熱痠痛。婦人傷中淋露。產虛煩嘔。

【產地】產陝西及關外。生平原川谷間。綱目山草類。

【形態】莖葉俱靑。根黃白色。

【禁忌】血熱相宜。血虛則忌。惡大黃大戟山茱萸。

▲白茅根　附茅鍼。茅花。

【性味】味甘。性涼。無毒。

【功用】除伏熱。消瘀血。利小便。解酒毒。治吐衄諸血。血閉寒熱。淋瀝崩中。傷寒噦逆。（卽呃逆）肺熱喘急。內熱煩渴。黃疸水腫。

【產地】產於原野路旁之宿根草。處處有之。綱目山草類。

【禁忌】吐血因於虛寒者。非所宜也。

【附錄】

【茅鍼】能潰癰。酒蒸服一錢。潰一孔。二鍼潰二孔。

【茅花】能止血。

▲白鮮皮

【性味】味苦。性寒。無毒。

【功用】入脾胃除濕熱。兼入膀胱小腸。行水道。通關節。利九竅。爲諸黃風痺之要藥。兼治風瘡疥癬。女子陰中腫毒。

【產地】處處有之。以四川產者爲勝。綱目山草類。

【形態】根黃白而心實。取皮用。

【禁忌】下部虛寒。雖有濕證。勿可餌也。惡桑螵蛸桔梗伏苓萆解。

▲白石英

【性味】味甘。性微溫。無毒。

【功用】潤以去燥。利小便。實大腸。治肺痿吐膿。欬逆上氣。

【產地】產於深山中。綱目玉類。

【形態】以六稜瑩白如水晶者良。

【禁忌】石藥終燥。祇可暫用。

▲白芍藥

【性味】味苦酸。性微寒。（或作性平）無毒。

【功用】入肝脾血分。爲手足太陰行經藥。瀉肝火。安脾肺。固腠理。和血脈。收陰氣。斂逆氣。緩中止痛。除煩斂汗。退熱安胎。治瀉痢後重。血虛腹痛。肺脹喘噫。脾熱易飢。其收降之性。又能入血海。而至厥陰。治鼻衄目濇。肝血不足。小兒痘瘡。婦人胎產及一切血。

【產地】處處有之。綱目芳草類。

【形態】爲多年生山野草本植物。或植於庭園。以其花美也。根如紡錘形。外淡褐。內白色。赤者名赤芍藥。

【禁忌】凡中寒腹痛者忌之。又曰產後忌用。

▲白沙糖

【性味】味甘。性溫。無毒。（蔗漿寒。經火煎鍊成糖。

則溫。）

【功用】補脾緩肝。潤肺和中。消痰治嗽。

【製法】取甘蔗汁加石灰熬之。使之蒸發結晶。初成褐色之沙糖。俗稱紅糖。更壓榨之。去其糖蜜。則成白糖。

【形態】凝結作餅塊如石者爲石蜜。輕白如霜者爲糖霜。堅白如冰者爲冰糖。

【禁忌】中滿者勿服。多食助熱。損齒生蟲。

【雜論】食韭口臭。沙糖湯解之。

▲白礬

【性味】味酸鹹。性寒。無毒。

【功用】燥濕追涎。化痰墮濁。解毒除風。殺蟲。止血。定痛。通大小便。蝕惡肉。生好肉。除痼熱在骨髓。治驚癇黃疸血痛喉痺。齒痛。風眼。鼻中瘜肉。崩帶脫肛。陰蝕陰挺。疔腫癰疽。瘰癧瘡癬。虎犬蛇蟲鮫傷。

【產地】產川陝及南省諸山中。綱目鹵石類。

【製法】取潔白光瑩者。煅用。生用解毒。煅用生肌。又法以火煅地。洒水於上。取礬布地。以盤覆之。四面灰擁。一日夜礬飛盤上。掃收之。爲礬精。未盡者更如前法。再以醋化之。名礬華。七日可用。百日彌佳。

【禁忌】多服損心肺傷骨。甘草爲使。畏麻黃。惡牡蠣。

▲白豆蔻

【性味】味辛。性熱。無毒。

【功用】流行三焦。溫煖脾胃。而爲肺家本藥。散滯氣。消酒積。除寒燥濕。化食寬膨。治痺虛瘧疾感寒腹痛。吐逆反胃。白睛翳膜。太陽經目皆紅筋。

【產地】產暹羅印度新嘉坡。我國兩廣亦產之。然不及彼處之良。綱目芳草類。

【形態】爲灰白圓形之果實。中有多子。色淡黃。去衣微焙。研細末用。

【禁忌】火升作嘔。因熱腹痛。氣虛諸證。咸宜禁之。

【雜論】胃冷惡心。食卽欲吐。白豆蔻三枚。擣細好酒服。

△白芥子 附芥菜子。芥菜。

【性味】味辛。性溫。無毒。

【功用】通行經絡。發汗散寒。溫中開胃。利氣豁痰。消腫止痛。治咳嗽反胃。痺木脚筋骨諸痛。

【產地】產山西。今處處有之。子入藥。綱目葷菜類。

【禁忌】陰虛火亢。氣虛久嗽者。勿服。莖葉動風動氣。有瘡瘍痔疾便血者俱忌。

【附錄】

【芥菜子】豁痰利氣。主治略同。

【芥菜】辛熱而散。能通肺開胃。利氣豁痰。久食則積溫成熱。辛散太甚。耗人眞元。昏目發瘡。

△白檀香

【性味】味辛。性溫。無毒。

【功用】調脾胃。利胸膈。療噎膈之吐。止心腹之痛。辟鬼殺蟲。開胃進食。能引胃氣上升。

【產地】產暹羅及我國西藏雲南廣東等地。綱目香木類。

【形態】樹高而大。有紫白二種。白者入藥。

【禁忌】性嫌溫燥。陰虧血虛者。用之宜愼。

△白殭蠶 附蠶蛹。蠶繭。

【性味】味鹹辛。性平。無毒。
【功用】殭而不腐。得清化之氣。故能治風化痰。散結行經。其氣味皆薄。輕浮而升。入肺肝胃三經。治中風失音頭風齒痛喉痺咽腫。（炒爲末薑湯調下一錢。當吐出頑痰）丹毒瘙癢。瘰癧結核。痰瘧血病。崩中帶下。小兒驚疳。膚如鱗甲。下乳汁。滅瘢痕。
【產地】處處有之。綱目蟲類。
【禁忌】諸證由於血虛而無風寒客邪者。勿用。惡萆薢桔梗茯苓桑螵蛸。

【附錄】

【蠶蛹】炒食。治風及勞瘦。爲末飲服。治小兒疳瘦。長肌肉。退熱。除蚘蟲。煎汁飲。止消渴。研敷瘑瘡惡瘡。
【蠶繭】甘溫能瀉膀胱相火。引清氣上朝於口。止消渴。癰疽無頭者。燒灰酒服。（服一枚出一頭。二枚出二頭。）

△石膏

【性味】味甘辛。性大寒。無毒。
【功用】爲足陽明胃經大寒之藥。色白入肺。兼入三焦。寒能清熱降火。辛能發汗解肌。甘能緩脾生津止渴。治傷寒鬱結無汗。陽明頭痛。發熱惡寒。日晡潮熱。陽狂壯熱。小便赤濁。大渴引飲。中暑自汗。舌焦牙痛。又胃主肌肉。肺主皮毛。爲發斑疹之要品。
【產地】產江浙及山東。他省亦有之。綱目石類。有軟硬二種。瑩白者良。研細甘草水飛。近人因其寒。或用火煅。則不甚傷胃。但用之甚少。則難見功。

【禁忌】少壯火熱者。功效甚速。老弱虛寒者。禍不旋踵。極能寒胃。胃弱血虛及病邪未入陽明者。切勿輕投。雞子爲使。惡巴豆。畏鐵。

△石灰　又名古礦灰。地龍骨。

【性味】味辛。性溫。有毒。

【功用】散血定痛。生肌。止金瘡血。殺瘡蟲。蝕惡肉。滅瘢疵。解酒酸。內用止瀉痢崩帶。收陰挺。脫肛。消積聚結核。

【產地】近山處皆有之。其石作青白色。置窰燒之。則成石灰。綱目石類。風化者良。名古礦灰。又名地龍骨。火毒已出之頑瘡。膿水淋漓。斂瘡口尤妙。

△石炭　一名煤炭。

【性味】味甘辛。性溫。有毒。

【功用】治婦人血氣痛。及諸毒瘡。金瘡出血。小兒痰癎。

【產地】各地山中多有之。綱目石類。

【形態】爲太古時代之植物。經地殼之變動。壓入土中。遠歷歲月。次第變化而成。

【雜論】中煤氣毒者。昏瞀至死。唯飲冰水卽解。金瘡出血。急以石炭末厚敷之。瘡深不宜速合者。加滑石。

△石花菜

【性味】味甘鹹。性大寒。無毒。

【功用】去上焦浮熱。發下部虛寒。

【產地】生海中沙石間。廣東新語云。石花出崖州海港中。三月採取。過期則成石矣。綱目水菜類。

【形態】狀如珊瑚。有紅白二色。枝上有細齒。一種稍粗而似雞爪。謂之雞脚菜。味更佳。

▲石菖蒲

【性味】味辛苦。性溫。無毒。

【功用】芳香而散。開心孔。利九竅。明耳目。發聲音。去濕除風。逐痰消積。開胃寬中。療噤口毒痢。風痺驚癇。崩帶胎漏。消腫止痛。解毒殺蟲。

【產地】處處有之。可供盆栽。生水石間。不沾土。根瘦節密。一寸九節者良。去毛微炒。綱目水草類。

【禁忌】香燥而散。陰血不足者禁之。精滑汗多者尤忌。秦艽爲使。惡麻黃。忌飴糖羊肉鐵器。犯鐵器令人吐逆。

▲石燕

【性味】味甘。性涼。無毒。

【功用】甘涼利竅。行濕熱。治諸般淋瀝。月水湛濁。赤白帶下。腸風痔瘻。眼目障翳。

【產地】出湖南零陵。綱目石類。

【雜錄】或煮汁。或磨汁。或爲末水飛。襁褓吐乳。久患咳嗽。蜜調末塗唇上。日三五次。

▲石韋　附瓦韋。

【性味】味苦甘。性微寒。無毒。

【功用】淸肺金以滋化源。通膀胱而利水道。治崩淋發背。別錄謂其補五臟。益精氣。亦止淸熱利濕之功。非眞有補性也。無濕熱者勿與。

【產地】產各處山石上及陰濕之地。綱目石草類。

【附　錄】

【瓦韋】亦治淋耳。

△石硫黃 附土硫黃。

【性味】味酸。性大熱。有毒。
【功用】補命門眞火不足。性雖熱而疏利大腸。與燥濇者不同。若陽氣暴絕。陰毒傷寒。久患寒瀉。脾胃虛寒。命欲垂絕者。用之亦救危妙藥也。治寒痺冷癖。足寒無力。老人虛祕。婦人陰蝕。小兒慢驚。暖精壯陽。殺蟲療瘡。辟鬼魅。化五金。能乾汞。
【產地】產火山地帶。綱目鹵石類。
【禁忌】畏細辛。醋。諸血。
【雜論】硫黃純陽。煉製久服。則有偏勝之害。況服食者又皆假此橫慾。自速其咎。于藥何責。孫升談圃云。硫黃大熱。火煉服之。多發背疽。泊宅編云。金液丹乃硫黃煉成純陽之物。有痼冷者所宜。今夏月人多服之。反生大害。

【附錄】

【土硫黃】辛熱。腥臭。止可入瘡藥。不可服餌。

△石首魚 又名江魚。黃花魚。鯗魚。

【性味】味甘。性平。無毒。
【功用】開胃益氣。主中惡。消宿食。炙食能消瓜成水。治暴下痢。及卒腹脹不消。魚鰾暖精種子。
【產地】產於近海泥中。綱目魚類。
【形態】首中有石狀小塊二。故名。

△石決明

【性味】味鹹。性寒。無毒。
【功用】除肺肝風熱。內服療青盲內障。外點散赤膜外障。亦治骨蒸勞熱。通五淋。愈瘍疽。

【產地】產於海濱。綱目介類。
【形態】形如小蚌而扁。外皮粗糙。內甚光耀。背側有孔一行。以九孔者良。
【禁忌】多服令人寒中惡旋覆。
【雜論】鹽水煮一伏時。或麵裹煨熟。研粉極細。水飛。肉與殼同功。

▲石腦

【性味】味甘。性溫。無毒。
【功用】能安五臟。益氣力。治風寒虛損。腰脚疼痛。欬逆上氣。癥堅血閉。
【產地】產於山中之石內。或稱卽石鍾乳之類。拾遺石類。

▲石榴皮　附榴花。

【形態】形如曾青。狀如結腦。故有此名。
【性味】味酸濇。性溫。無毒。
【功用】能濇腸。止泄痢下血。崩帶脫肛。又能殺蟲。浸水汁黑如墨。烏鬚方綠雲油中用之。
【產地】多種於庭園。花色紅。綱目山果類。
【禁忌】能戀膈成痰。痢積未盡者。服之太早。反爲害也。忌鐵器。
【雜錄】脫肛。以石榴皮陳壁土加明礬少許。濃煎薰洗。再加川倍子炒研末。敷而托上之。

【附錄】

【榴花】千葉者。治心熱吐血。又研末吹鼻。止衄血立效。亦敷金瘡出血。

▲石斛　附鮮石斛。釵石斛。川石斛。

【性味】味甘。性微鹹寒(或作平)無毒。
【功用】平胃氣。除虛熱。安神定驚。療風痺脚弱。自汗發熱。鬘濕餘瀝。

【產地】產於四川湖南湖北安徽等地。莖入藥。綱目石草類。

【禁忌】長於淸胃除熱。唯胃腎有虛熱者宜之。虛而無火者不得混用。惡巴豆畏殭蠶。

【附錄】

【鮮石斛】治胃中大熱。津液涸竭。涼肺生精。

【釵石斛】其狀如金釵者。滋陰降大小兒胃熱尤宜。

【川石斛】產四川。淸熱較著。

△石楠葉

【性味】味辛苦。性平有毒。

【功用】散風堅腎。利筋骨皮毛。逐諸風。療風痺脚弱。浸酒飮。治頭風。爲末吹鼻。愈小兒通睛。

【產地】產關中者良。炙用。綱目灌木類。

【禁忌】袪風通利。是其所長。補腎之說。未可信也。五加皮爲使。惡小薊。

【雜錄】小兒誤跌。或打着頭腦。受驚。肝係受風。致瞳人不正。宜石楠散吹鼻通項。石楠一兩。藜蘆三分。瓜丁五七箇。爲末。每吹少許入鼻孔。日三度。內服牛黃平肝藥。

△石胆　一名胆礬。

【性味】味酸濇辛。性寒。有小毒。

【功用】入小陽胆經。性斂而能上行。涌吐風熱痰涎。發散風木相火。治喉痺。欬逆痙癎崩淋。能殺蟲。治牙蟲瘡毒陰蝕。

【產地】產銅坑中。乃銅之精液。磨鐵作銅色者眞。形似空靑。鴨嘴色爲上。綱目石類。

【禁忌】畏桂白微辛夷芫花。

▲石龍芮 附子。葉。

【性味】味苦。性平。有毒。

【功用】補陰氣不足。治失精莖冷。令人皮膚光澤有子。逐諸風。利關節。止煩渴。明耳目。

【產地】產山東等地。生川澤石邊。綱目毒草類。

【附錄】

【子】根皮功用相做。差不及耳。

【葉】味甘微辛苦濇。性寒。除心下煩熱。主寒熱鼠瘻瘰癧生瘡。結核聚氣。下瘀血。止霍亂。解諸毒。

▲石蓮子

【性味】味苦。性寒。無毒。

【功用】清心除煩。開胃進食。去濕熱。顓治噤口痢。淋濁諸證。

【產地】處處有之。卽蓮子之經霜堅黑而沉水者。綱目水果類。

【禁忌】無濕熱而虛寒者。勿服。

▲石龍芻 卽龍鬚草。

【性味】味苦。性微寒。無毒。

【功用】治小便淋閉。莖中熱痛。

【產地】植於水田。莖細長而圓。高二三尺。夏開綠色小花。可織席。綱目隰草類。

【雜錄】龍鬚敗席主治略同。取彌敗有垢者。方尺許。煮汁服。

▲石蟹

【性味】味鹹。性寒。無毒。

【功用】治靑盲目翳。天行熱疾。解一切金石藥毒。醋磨敷癰腫。

【產地】產南海。質石而其形似蟹。綱目石類。細研水飛。

【雜錄】聖濟總錄方。治喉痺腫痛。石蟹磨水食。幷塗喉外。

▲古文錢

【性味】味辛。性平。有毒。

【功用】治目中障瘀。腐蝕壞肉。婦人生產橫逆。心腹痛。五淋。

【產地】卽古代之錢幣也。綱目金類。

【雜錄】或燒醋淬。或煮汁。脣腫黑痛癢不可忍。于石上磨猪脂汁塗之。不過數遍愈。目卒不見。石上磨汁注眥中。

▲牙齒

【性味】味甘鹹。性熱。有毒。

【功用】治痘瘡倒黶。

【產地】乃人口中脫下之牙也。煅退火毒。研細水飛。綱目人類。

【禁忌】伏毒在心。昏冒不省。及氣虛白癢熱疿紫泡之證。止宜補虛解毒。誤用之多成不治。

【雜論】痘疹論。出不快而黑陷者。猪血調下一錢。服涼藥而血澀倒陷者。麝香酒調服。齒者骨之餘。得陽剛之性。痘家刦劑也。

▲板藍根

【性味】味苦微鹹。性寒。無毒。

【功用】瀉溫毒。治斑疹熱毒喉痧。咽喉腫痛。

【產地】產山野中。爲藍草類之根。拾遺草類。

六畫

▲伏牛花

【性味】味苦甘。性平。無毒。

【功用】治久風濕痺四肢拘攣。骨肉疼痛。頭痛。風眩。五痔。下血。

【產地】處處有之。可爲藩籬。綱目雜草類。

【形態】此爲常綠草。狀如小灌木。高二尺許。分枝甚多。葉小多刺。夏開小白花或淡黃色花。實圓小。熟則色紅。至翌年結實時始落。其根枝葉。亦均可療疾。

▲伏龍肝

即竈心土。

【性味】味辛。性溫。無毒。

【功用】調中止血。去濕消腫。治欬逆反胃。吐衄崩帶。尿血遺精。腸風癰腫。臍瘡丹毒。催生下胎。

【產地】爲多年竈心黃土。須用對釜臍下者。綱目土類。

【禁忌】功專去濕。無濕勿用。

▲列當

【性味】味甘。性溫。無毒。

【功用】補腰腎。去風血。（煮酒或浸酒服。）治五勞七傷。陰痿。（酒浸經宿隨意服）令人有子。

【產地】生山巖石上。綱目山草類。

【形態】與肉蓯蓉相似。莖圓。色白。根似蘸形。長數寸至一尺。可以療疾。

▲吐鐵

一名麥螺。一名海螺。

【性味】甘酸鹹。性寒。無毒。

【功用】補肝腎。益精髓。明耳目。
【產地】產甯波者。大而多脂。綱目拾遺介類。

▲地茄子

【性味】味微辛。性溫。有小毒。
【功用】下熱。解毒。破滯。利腸。散血。墮胎。治中風痰涎。痲痺。瘰癧腫瘡瘤。
【產地】處處有之。綱目雜草類。
【形態】三月開花。子可療疾。

▲地骨皮　附天精草。

【性味】味甘淡。性寒無毒。
【功用】降肺中伏火。除肝腎虛熱。能涼血而治五內煩熱。吐血尿血。消渴欬嗽。外治肌熱虛汗。上除頭風痛。中平胸脇痛。下利大小腸。療在表無定之風邪。傳尸有汗之骨蒸。
【產地】處處有之。子名枸杞子。根皮即地骨皮。綱目灌木類。
【禁忌】甘草水浸一宿。中寒者勿用。

【附　錄】

【葉名天精草】苦溫而涼。清上焦心肺客熱。代茶止消渴。

▲地膚子

【性味】味甘苦。性寒無毒。
【功用】入膀胱。除虛熱。利小便而通淋。治癩疝。散惡瘡。葉作浴湯。去皮膚風熱丹腫。洗眼除雀盲澀痛。
【產地】生田野間。處處有之。綱目隰草類。
【形態】葉如蒿莖。赤子類蠶砂。

△地錦 一名血見愁。

【性味】味辛。性平。無毒。

【功用】通流血脈。能散血止血。治金刃撲損出血。血痢下血崩中女子陰疝血結及瘰癧惡瘡。

【產地】產田野。莖葉細弱。蔓延於地。開紅花。可植於庭園階砌間。綱目雜草類。

【禁忌】非血滯血瘀勿用。

△地蜈蚣

【性味】味苦。性寒。無毒。

【功用】解諸毒。治大便不通。療癰腫。（搗塗幷末服。）蜈蚣螫傷。（同鹽搗塗或爲末敷。）

【產地】生於田野。綱目隰草類。

【形態】蔓互延結。葉密對生。形如蜈蚣。其穗甚長。根莖皆可療疾。

△地楡

【性味】味苦酸。性微寒。無毒。

【功用】除血熱。治吐衄崩中。腸風血痢。爲止血收歛要藥。

【產地】處處有之。似柳根。外黑內紅。取上截炒黑用。梢反行血。綱目山草類。

【禁忌】氣血虛寒及初起者。禁用。得髮良。惡麥冬。

△地漿 一名土漿。

【性味】味甘。性寒。無毒。

【功用】瀉熱解毒。治泄痢冷熱赤白。腹內熱毒絞痛。解一切魚肉菜果藥物諸菌毒及蟲蜞入腹。中暍卒死者。

【產地】掘黃土地作坎深三尺。以新汲水沃入攪濁少頃。取清用。

▲羊　附羊肝。膽。肺。腎。胲。角。血。乳。脛骨。

【性味】味甘。性熱。無毒。

【功用】羊肉補虛勞益氣力。仲景治虛羸蓐勞。有當歸羊肉湯。凡形氣痿弱者。俱宜食之。壯陽道。開胃健力通氣發瘡。

【產地】處處有之。種類頗多。產北方者良。綱目畜類。

【禁忌】羊食毒草。凡瘡家及痼疾者。食之卽發。宜忌之。反半夏菖蒲。忌銅器及醋。

【附錄】

【羊肝】色青。補肝而明目。

【膽】苦寒。點風淚眼。赤障白翳。

【肺】通肺氣。止欬嗽。利小便。

【腎】益精助陽。

【胲】（結成羊腹中者）除翻胃。

【角】明目殺蟲。

【血】主產後血暈悶絕。生飲一杯卽活。中金銀丹石砒硫一切諸毒。生飲卽解。

【乳】補肺腎。潤胃脘大腸之燥。治反胃消渴。口瘡舌腫。蜘蛛齩傷。

【脛骨】入腎而補骨。燒灰擦牙良。

▲羊蹄　卽禿菜。

【性味】味苦。性寒。無毒。

【功用】治產後風祕。頭風白屑。喉痺不語。頭上白禿。能制三黃砒石丹砂水銀。

【產地】多生山野下濕之地。葉長似菜。故亦曰羊蹄菜。綱目水草類。

【禁忌】多食下氣。令人作瀉。

▲羊躑躅　又名鬧羊花。

【性味】味辛。性溫。有大毒。

【功用】爲諸風濕痺痛要藥。治痛風走注。風痰濕痺。蠱毒。

【產地】產廣東廣西四川一帶。綱目毒草類。

【形態】色黃似杜鵑花而大。

【禁忌】羊食其草。躑躅而死。有毒之藥。用宜愼之。誤服其根。亦能殺人。中其毒者可用綠豆汁解之。

▲朴硝　卽皮硝。附芒硝。馬牙硝。風化硝。元明粉。

【性味】味辛鹹苦。性寒。無毒。

【功用】朴硝性急。芒硝稍緩。能蕩滌三焦腸胃實熱。推陳致新。治陽強之病。傷寒疫痢。積聚結癖。留血停痰。黃疸。淋閉。瘰癧瘡腫。目赤障翳。通經墮胎。

【產地】生於鹽鹵之地。綱目鹵石類。

【禁忌】胃虛無實熱者。均爲大戒。俱忌苦參。大黃爲使。

【附錄】

【芒硝】生於鹵地。刮取煎煉。在底者爲朴硝。在上者爲芒硝。如有牙者曰

【馬牙硝】置風日中化盡水氣。輕白如粉。曰

【風化硝】

【元明粉】味辛甘鹹冷。去胃中實熱。蕩胸中宿垢。潤燥破結。消腫明目。

△百草霜

【性味】味辛。性溫。無毒。

【功用】止血消積。治諸血病。傷寒陽毒發狂。咽喉口舌白禿諸瘡。

【產地】此爲竈突上煙煤。其質輕細。故謂之霜。綱目土類。

【雜論】魘寐卒死。水化吹鼻。白禿頭瘡。和豬脂塗之。諸瘡以醋湯洗淨。入膩粉少許。生油調塗愈。

△百部

【性味】味甘苦。性微溫。無毒。

【功用】能潤肺溫肺。治寒嗽暴嗽久嗽。殺蚘蟯蠅蝨。一切樹木蛀蟲。療骨蒸傳尸。疳積疥癬。

【產地】產廣東陝西山東一帶。根多隊成百。故名。取肥實者。竹刀劈去心皮。酒浸焙。綱目蔓草類。

【禁忌】能傷胃滑腸。脾胃虛人。須與補氣藥並行。

△百合

【性味】味甘。性平。無毒。

【功用】潤肺甯心。清熱止嗽。利二便。止涕淚。治浮腫臚脹。痞滿寒熱。瘡腫乳癰。傷寒百合病。

【產地】處處有之。生山谷中。白花者良。綱目柔滑菜類。

（禁忌）普通二便中寒下陷者忌之。

【雜論】行住坐臥不定。如有鬼神狀。蘇頌曰。病名百合而用百合治之。不識其義。士材曰。亦清心甯神之效。肺病吐血。鮮百合擣汁。和水飲之。亦可煮食。

△百沸湯

一名太和湯。一名麻沸湯。

【性味】

【功用】助陽氣。行經絡。

【產地】卽水之經沸者。與熱湯功用相同。

【雜論】汪穎曰。熱湯須百沸者佳。若半沸者。飲之反傷元氣作脹。

△肉豆蔻 一名肉果。

【性味】味辛。性溫。無毒。

【功用】理脾煖胃。下氣調中。逐冷除痰。消食解酒。治積冷心腹脹痛。中惡吐沫。小兒吐逆。乳食不下。又能澀大腸。止虛瀉冷痢。

【產地】出嶺南。似草蔻。外有縐紋。內有斑紋。糯米粉裹或麵裹煨熟。須去油淨。綱目芳草類。

【禁忌】病人有火。瀉痢初起。皆不宜服。忌鐵。

△肉桂 附桂心。

【性味】味辛甘。性大熱。有小毒。

【功用】氣厚純陽。入肝腎血分。補命門相火之不足。益陽消陰。治痼冷沉寒。下焦腹痛。奔豚疝瘕。疏通百脈。宣導百藥。能抑肝風。而扶脾土。療虛寒惡食。濕盛泄瀉。引無根之火。降而歸元。

【產地】產安南交趾者最佳。我國雲南兩廣亦產之。綱目香木類。

【禁忌】得人參甘草麥冬良。忌生葱石脂。

【附錄】

【桂心】入心脾血分。能引血化汁化膿。內託癰疽痘瘡。消瘀生肌。補虛寒。宣氣血。利關節。治風痺癥瘕。噎膈腹滿。心腹諸痛。

△肉蓯蓉

【性味】味甘酸鹹。性溫。無毒。

【功用】補命門相火，滋潤五臟。益髓強筋。治五勞七傷。絕陽不興。絕陰不產。膝冷痛。峻補精血。

【產地】產於各處高山。爲一種寄生植物。綱目山草類。

【禁忌】驟用恐妨心。滑大便。忌鐵。

△自然銅

【性味】味辛。性平。無毒。

【功用】主折傷。續筋骨。散瘀止痛。

【產地】產四川雲南等。銅坑中。火煅醋淬七次。細研甘草水飛。綱目金類。

【禁忌】銅非煅不可用。然火毒金毒相煽。復挾香藥。熱毒內攻。雖有接骨神功。頗多燥烈之損。大宜慎用。

△血竭　一名麒麟竭。

【性味】味甘鹹。性平。有小毒。

【功用】色赤入血分。散瘀生新。專除血痛。治金瘡折跌。傷口不合。止痛生肌。

【產地】產我國南部熱地。爲麒麟血樹之樹脂。磨之透甲。燒之有赤汁涌出。久而灰不變本色者眞。嚼之不爛如蠟爲上。須另研作粉。篩過。綱目香木類。

【禁忌】善收瘡口。卻能引膿。性急不可多用。無瘀積者忌之。

△西瓜

【性味】味甘淡。性寒。無毒。

【功用】解暑除煩。利便醒酒。止渴清熱。

【產地】產於田園。處處有之。綱目蓏果類。

【形態】顏色形狀不一種類頗多。大率以形圓皮色青白者最普通也。

【禁忌】多食傷脾助濕。有寒濕者忌之。

▲西洋人參

【性味】味苦微甘。性寒。無毒。

【功用】味厚氣薄。補肺降火。生津液。除煩倦。虛而有火者相宜。

【產地】產大西洋佛蘭西。屬山草類。

【形態】形似遼東人參。煎之不香。其氣甚薄。

▲西河柳葉　一名赤檉柳。

【性味】味甘鹹。性平。無毒。

【功用】消痞解酒。利小便。療諸風。解諸毒。近又以治痧疹熱毒不能出外。用爲發散。

【產地】處處有之。綱目喬木類。

【形態】爲落葉亞喬木。高丈餘。皮赤色。枝細長。葉密生。夏秋二期。開紅色小花。穗長三四寸許。

【雜論】末服四錢。治痧疹不出。喘嗽悶亂。又沙糖調服。治疹後痢。

▲西施舌

【性味】味甘鹹。性平。無毒。

【功用】補陰益精。潤臟腑。止煩渴。

【產地】生溫州海泥中。似車螯而扁。常吐肉寸餘。類舌。故名。拾遺介類。

▲冰

【性味】味甘。性寒。無毒。

【功用】瀉熱。傷寒陽毒。熱甚昏迷者。以一塊置膻中良。解燒酒毒。

【產地】冬季冬地多有之。綱目天水類。

【雜論】藏器曰盛夏食冰。與氣候相反。冷熱相激。以致諸疾也。食譜云。凡夏用冰。止可隱映飲食。令氣涼耳。不可食之。雖當時暫快。久乃成疾也。

▲安息香

【性味】味辛香而苦。性平。無毒。

【功用】入心經。研服行血下氣。安神去祟。鬼胎能下。蠱毒可消。燒烟辟邪逐惡。

【產地】產安南暹羅印度等地。辟邪。安息諸邪。故名。或云安息國名也。綱目香木類。

【禁忌】病非關惡侵犯氣者。勿用。

【雜論】奇效良方。小兒驚邪。安息香焚之自除。

▲合歡皮　一名夜合。

【性味】味甘。性平。無毒。

【功用】安五臟。和心志。令人歡樂無憂。和血止痛。明目消腫。續筋骨。長肌肉。塗蜘蛛齩。殺蟲。

【產地】產河南四川等地。樹皮入藥。綱目喬木類。

【雜論】不拘入煎。爲末熬膏外治。並妙。得酒良。

▲吉祥草　亦名廣東萬年青。

【性味】味甘。性涼。無毒。

【功用】理血。清肺。解火毒。治咽喉七十二症。小兒急驚。（搗汁加冰片少許灌之）

【產地】爲多年生草。產於濕地。庭院亦多栽植。以其產自粵中。故亦名廣東萬年青。綱目隰草類。

【形態】其莖延貼地面。葉叢生其上。長尺餘。狹而尖。有平行脈。四時青翠。入冬不凋。葉叢之下。復生根鬚。根下生子。初苗芽。背作紫色。長則色青。

夏開淡紫花成穗。如麥冬狀。分苗種之。極易繁茂。

【雜論】此物善解火毒。爲治咽喉各症之要藥。幷大冷婦人子宮。凡欲斷產者。搗汁服之。卽永不再孕。時俗產婦臨蓐。以此草連盆移至產室。謂可解產厄及血暈。

△如何子 又名四味果。

【性味】味甘辛酸。無毒。

【功用】明目養肝。寧神定志。下氣。止欬。和胃。進食。止飢渴。治腎虛腰痛。不能轉側。（同狗腰子煮熟幷食。每日一次。一月卽效。）

【產地】產祁連山中。綱目山果類。

【形態】結子長五尺。圍亦如之。其味如飴。核形似棗。剖以竹刀則甘。鐵刀則苦。木刀則酸。蘆刀則辛。隨刀而改味。故又名四味果。子可療疾。

△曲節草

【性味】味甘。性平。無毒。

【功用】拔毒消痛。治發背癰腫。（同甘草作末。米汁調服。）

【產地】產於卑下之地。綱目隰草類。

【形態】四月生苗。莖方色青。葉似劉寄奴而青軟。秋開花似薄荷。結子。其莖與葉均可療疾。

△艾火

【功用】灸百病。若灸諸風冷疾。入石硫黃末少許。更妙。凡灸艾火者。宜用陽燧火珠。承日取太陽眞火。其次則用槐取火爲良。若急卒難備。卽用眞麻油燈。或蠟燭火。以艾莖燒點灸瘡。至愈不痛也。

△艾葉

【性味】味苦。性微溫無毒。

【功用】純陽之性能回垂絕之元陽。理氣血。逐寒濕。暖子宮。止諸血。溫中開鬱。調經安胎。

【產地】產山野間處處有之。陳久者良。揉搗如緜。謂之熟艾。灸火用。婦人丸散。醋煮搗餅。再爲末用。煎服宜鮮者。綱目隰草類。醋香附爲使。

【禁忌】純陽香燥。凡血燥生熱者禁與。灸火亦大傷陰血。虛者宜慎。

【雜論】胎動腰痛下血。膠艾湯良。膠艾煎服。亦治虛痢。治吐衄崩帶。腹痛冷痢。血痢霍亂轉筋。以之灸火。能透諸經而除百病。

△灰藋

【性味】味甘。性平無毒。

【功用】殺蟲䘌(燒灰納齒孔)。蝕瘜肉。除黑子。面䵟。治白癜風。着肉作瘡(以灰淋汁用)。療甘瘡。(煮汁含漱)惡瘡。癬瘡。風瘙(作湯浴)。蟲䘌蜘蛛等咬傷(搗爛和麻油敷)

【產地】處處有之。爲一年生野草。綱目菜類。

【形態】夏初生莖。高數尺。莖葉皆似藜。葉面有白粉。夏開黃綠色細花。實圓如球。中有細子。其子仁能殺三蟲。

△戎鹽 一名青鹽。

【性味】味甘鹹。性寒無毒。

【功用】入肝腎。助水臟。平血熱。治目痛赤濇。吐血溺血。齒舌出血。堅骨固齒。明目烏鬚。功同食鹽而更勝之。

【產地】出西羌。不假煎煉。方稜明瑩色青者良。綱目礦石類。

▲江瑤柱

【性味】味甘鹹。性微溫。無毒。

【功用】下氣調中。利五臟。療消渴。消腹中宿食。令人能食易饑。

【產地】產浙江四川奉化者佳。綱目介類。

【形態】殼長而薄。爲直角三角形。殼內黑色有閃光。肉不中食。而前後兩柱。味甚鮮美。可療疾。

▲防己　附漢防己。木防己。

【性味】味辛苦。性寒。無毒。

【功用】能行十二經。通腠理。利九竅。瀉下焦血分濕熱。爲療風水之要藥。主治膀胱火邪。熱氣諸癎。濕瘧脚氣。水腫風腫。癰腫惡瘡。

【產地】產漢中。綱目蔓草類。

【形態】根大而虛。通心有花紋。色黃。

【禁忌】性險而健。陰虛及濕熱在上焦氣分者。禁用。惡細辛。畏萆薢女菀鹹鹵。

【附錄】

【雜論】藏器曰。治風用木防己。治水用漢防己。

【漢防己】黑點黃腥木強者。

【木防己】不佳。酒洗。

▲防風

【性味】味辛甘。性微溫。無毒。

【功用】搜肝瀉肺。散頭目滯氣。經絡留濕。主上部見血。上焦風邪。頭痛目眩。脊痛項強。周身盡痛。爲去風勝濕要藥。散目赤瘡瘍。

【產地】青州黃潤者良。輭蘆糯體。登州萊陽次之。關東者。性硬不用。綱目山草類。

【禁忌】若血虛痙急。頭痛不因風寒。泄瀉不因寒濕。火升作嗽。陰虛盜汗。陽虛自汗者。並禁用。惡乾薑白斂芫花。畏萆薢。殺附子毒。

【雜論】同黃耆白芍。又能實表止汗。合黃耆白朮。名玉屏風散。固表聖藥。黃耆得防風。而功益大。乃相畏而更相使也。

▲老君鬚

【性味】味辛。性熱。無毒。

【功用】通關節。理氣敗毒。破瘀消腫。治面黃。痞塊痞結。血瘕。三十六種風症。風痺癱瘓。鶴膝等風。瘰癧癰癤腫。

【產地】生溪澗邊。綱目蔓草類。

【形態】立夏後發苗。起藤長二三尺。梗青色。葉對生。根細。色白如芋頭。有鬚數十條。故名。

【雜論】此物功能理氣。追痞結於無跡。頗爲著效。春夏用莖葉。秋冬用根。

▲竹茹

【性味】味甘。性微寒。無毒。

【功用】開胃土之鬱。清肺金之燥。涼血除熱。治上焦煩熱。膈噎嘔噦。吐血衄血。肺痿驚癇。崩中胎動。

【產地】處處有之。即於鮮竹上刮去青皮。用其第二層也。綱目隰草類。

▲竹瀝

【性味】味甘苦。性寒。無毒。

【功用】清痰降火。治中風口噤。痰迷大熱。卒然牙疼。風痙癲狂。自汗煩悶。消渴反胃。

【產地】處處有之。取鮮竹斷爲尺許。中置火上炙之。兩端液汁滴出。謂之竹瀝。

【禁忌】寒胃滑腸。有寒濕者勿用。汁薑爲使。

▲竹葉

【性味】味辛淡甘。性寒。無毒。

【功用】涼心緩脾。消渴止痰。除上焦風邪煩熱。欬逆喘促。嘔噦吐血。中風失音。小兒驚癇。

【產地】處處有之。綱目隰草類。

【雜論】竹根同葉煎湯。洗婦人子宮下脫。

▲竹筍

【性味】味甘。性微寒。無毒。

【功用】利膈下氣。化熱爽胃消痰。

【禁忌】竹能損氣。虛人食筍多致疾也。小兒尤不宜食。最難化。冬筍鞭筍。較勝。

七畫

▲佛手草

【性味】不詳。

【功用】治諸種惡瘡。（煎湯洗之）。

【產地】生浙江杭縣秦亭山望帝殿廚房後石臺基上。狀如石合。屬雜草類。或曰此爲射干之別名。

▲佛甲草

【性味】味甘。性寒。無毒。

【功用】治湯火灼傷。煆末可擦牙痛。（入皮硝同搗。可罨諸癬毒火丹。頭面腫脹。）
【產地】爲多年附石而生之草。可植於瓦牆假山上。綱目石草類。
【形態】莖高四五寸而脆。葉尖長而小。柔澤如馬齒莧。夏開黃花。經霜則枯。

伽楠香

【性味】味辛香。無毒。
【功用】下氣辟惡。通竅醒神。返魂駐魄。固脾保腎。閉精固氣。卻邪風。縮二便。治風痰閉塞。精鬼蠱着。
【產地】產於熱帶地方。及廣東瓊州諸山。爲沉香之一種。屬香木類。

何首烏

【性味】味苦濇。性微溫。無毒。
【功用】補益肝腎。調和氣血。濇精氣。化虛痰。強筋益髓。養血袪風。烏鬚髮。強陽事。令人有子。爲滋補良藥。氣血不和。則勞瘦風虛。瘡痔瘰癧癰腫。腹中宿疾。惡血痿黃。諸病自己。療久痢惡瘧。調胎產崩帶。止破傷出血。
【產地】自生山野。有赤白二種。夜則藤交。故一名交藤。有陰陽交合之象。以大如拳。五瓣而嫩潤者良。綱目蔓草類。
【禁忌】茯苓爲使。忌諸血無鱗魚葱蒜萊菔鐵器。與蘿蔔全食。令髮早白。犯鐵器傷人。

吳茱萸

【性味】味辛苦。性大熱。有小毒。
【功用】疏肝燥脾。溫中下氣。除濕解鬱。去痰殺蟲。

開腠理。逐風寒。治厥陰頭痛。陰毒腹痛。嘔逆吞酸。痞滿噎膈。食積瀉痢。血痺陰疝。奔豚癥瘕。痔疾腸風。脚氣水腫。口舌生瘡。衝脈爲病。氣逆裏急。性雖熱而能引熱下行。利大腸壅氣。下產後餘血。

【產地】處處有之。開口陳久者佳。滚湯泡去苦烈汁。止嘔黃連水炒。治疝鹽水炒。治血醋炒。綱目味果類。

【禁忌】損氣動火。昏目發瘡。病非寒滯有濕者勿用。即有寒濕者。亦宜酌量少用。惡丹參硝石。提紫石英。

▲延胡索

【性味】味辛苦。性溫。無毒。

【功用】能行血中氣滯。氣中血滯。通小便。除風痺。治上下內外諸痛。癥癖崩淋。月候不調。產後血暈。暴血上衝。折傷積血。爲活血利氣之藥。然辛溫走而不守。通經墮胎。瘀滯有餘者宜之。生用破血。炒用調血。酒炒行血。醋炒止血。

【產地】產關外及山西等地。綱目山草類。

【形態】根如半夏。黃色而堅。

【禁忌】經事先期。虛而崩漏。產後虛暈。均忌之。

▲旱芹

【性味】味甘。性寒。無毒。

【用功】除心下煩熱。瘰鼠瘻瘰癧。結核聚氣。下瘀血。止霍亂。

【產地】山野多年生草。綱目葷辛類。

【形態】莖高尺許。葉長橢圓形。有鋸齒及長柄。由地下莖叢生。春日抽二三寸之花莖。有苞二枚。

頂開靑紫色花。不整齊。花瓣凡五。

【雜論】凡結核柴氣。皐芹晒乾爲末。油煎成膏。摩之。日三五度。便痊。

▲杏仁　附杏子。

【性味】味甘苦。性温。有小毒。

【功用】瀉肺降氣。行痰解肌。除風散寒。利胸膈氣逆。通大腸氣祕。潤燥消積。治時行頭痛。上焦風燥。欬逆上氣。煩熱喘促。其毒性又能殺蟲治瘡。制錫毒狗毒。

【產地】處處有之。產山東山西河南者爲勝。綱目五果類。

【用法】去皮尖炒研。發散連皮尖炒。得火良。

【禁忌】因虛而咳嗽便閉者忌之。雙仁者殺人。惡葛根黃芩黃耆。

【附錄】

【杏子】酸熱有小毒。損人。孕婦忌。

▲杉材　即杉木。

【性味】味辛。性温。無毒。

【功用】辛温開發。除心腹脹滿。脚氣腫痛。散風毒。去惡氣。洗毒瘡漆瘡。

【產地】處處有之。綱目香木類。

【禁忌】稍挾虛者忌用。

▲杜仲

【性味】味辛甘。性温。無毒。

【功用】爲健筋骨補腰腎要藥。能治腰膝痠痛。陰下濕癢。小便餘瀝。胎漏胎墮。

【產地】產湖廣湖南者佳。去粗皮剉。或酥炙蜜炙。

鹽酒炒。薑汁炒。斷絲用。綱目喬木類。

【禁忌】腎虛而火熾者勿服。

【雜論】慣墮胎者。受孕一兩月。以杜仲八兩。糯米煎湯浸透。炒斷絲。續斷二兩。酒浸。山藥六兩糊丸或棗肉丸。米飲下。二藥大補腎氣。托住胎元。則胎不墮。

▲杜若根

【性味】味辛。性微溫。無毒。

【功用】溫中下氣。明目止痛。治暴冷霍亂。腦風頭腫目眩。淚溺口臭。胃中逆冷。胸脅逆氣。皮間風熱。久服益精輕身。令人不忘。

【產地】多年生草。產於山林陰地。本經上品。芳草類。

▲杜衡根

【性味】味辛。性溫。無毒。

【功用】下氣消痰。破瘀行水。殺蟲。治風寒欬逆。喘促痰哮等證。

【產地】多年生草。常生於山中之陰地。別錄中品。山草類。

【禁忌】使人嘔惡。不宜多用。

▲沒石子　一名無食子。

【性味】味苦。性溫。無毒。

【功用】澀精固氣。強陰助陽。止遺淋。除泄痢。收陰汗。烏鬚髮。

【產地】產我國西部新疆等地。綱目喬木類。

【禁忌】性偏止澀。不宜多用。獨用。

▲沒藥　一名末藥。

【性味】味苦辛。性平。無毒。
【功用】散結氣。通滯血。消腫定痛。生肌。治金瘡杖瘡。惡瘡痔漏。翳暈目赤。產後血氣痛。破癥墮胎。
【產地】產我國南方熱地。色赤類琥珀者良。綱目香木類。
【禁忌】諸痛不由血瘀。而由血虛。產後惡露去多。腹中虛痛。癰疽已潰。咸禁。

▲沉香

【性味】味辛苦。性溫。無毒。
【功用】能下氣而墜痰涎。理諸氣而調中。暖精助陽。行氣溫中。治心腹疼痛。噤口毒痢。癥癖邪惡。冷風麻痺。氣痢氣淋。肌膚水腫。大腸虛閉。
【產地】產安南暹羅及兩廣雲南等地。綱目香木類。
【形態】木質性重而沉。氣味甚香。故名。色黑沉水油熟者良。香甜者性平。辛辣者性熱。入湯劑磨汁冲服。入丸散紙裹置懷中。待燥碾之。忌火。
【禁忌】氣虛下陷。陰虧火旺者。切勿沾唇。

▲決明子

【性味】味甘苦鹹。性平。無毒。
【功用】袪風熱。治青盲內障。翳膜遮睛。赤腫眶爛。淚出羞明。
【產地】山野自生之草本植物。綱目隰草類。
【形態】與草決明截然爲二種。狀如馬蹄。以能明目。故名。擣絞煎葉作菜食。利五臟。明目。

▲沙參

【性味】味甘苦。性微寒。無毒。

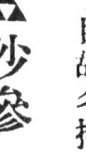

【功用】味淡體輕。專補肺陰。清肺火。治久欬肺痿。金受火刑者宜之。

【產地】產北方者曰北沙參。葉橢圓。有鋸齒。根粗大而鬆。產南方者曰南沙參。體虛力遜。綱目山草類。

【禁忌】寒客肺中作嗽者勿服。惡防已。反藜蘆。

▲沙苑蒺藜

【性味】味苦。（或作甘）性溫。無毒。

【功用】補腎強陰。益精明目。治虛勞腰痛。遺精帶下。痔漏陰癀。

【產地】產潼關。狀如腎子。帶綠色。綱目隰草類。

【禁忌】性能固精。若陽道數舉。媾精難出者。勿用。

【雜論】炒用亦可代茶。

▲沙蓬米

【性味】味甘。性溫。無毒。

【功用】清熱消風。益脾胃。利大腸。消宿食。治反胃噎膈。多食益人。令人不飢。

【產地】產於張家口內保安沙城。及西套蒙古等處。凡沙地多生之。綱目穀類。

【形態】葉類艾而稍圓。有刺。高尺許。叢生。實爲蒺藜。生子成房。粒細如黍米。如胡麻而小。可以療疾。

【雜論】此物性暖。易於消化。甚益脾胃。胃弱易嘔之人。多食最有益。同羊羹作食。幷能令人不飢。

▲牡丹皮

【性味】味辛苦。性微寒。無毒。

【功用】瀉血中伏火。和血涼血。而生血。破積血。通經脈。止吐衄。治驚癇瘈瘲。除煩熱。療癰瘡。下胞胎。退無汗之骨蒸。

【產地】處處有之。多種於庭園。單瓣花紅者入藥。肉厚者佳。酒拌蒸用。綱目芳草類。

【禁忌】胃氣虛寒。經行過期不淨者勿服。胎前亦宜酌用。畏貝母菟絲大黃。忌蒜胡荽伏砒。

【雜論】丹皮根擣末服。解中蠱毒。

▲牡荊葉

【性味】味苦。性寒。無毒。

【功用】治霍亂轉筋。九竅出血。久痢血淋。下部濕䘌。脚氣腫滿。蛇咬傷。（用嫩頭搗汁。塗泡上。渣敷咬處。

【產地】爲落葉喬木。荊楚之地多產之。爲荊之一種。別錄上品。

【禁忌】此物宜用防已爲使。畏石膏。

▲牡蠣　附蠣黃。

【性味】味鹹。性微寒。無毒。

【功用】鹹以輭堅。化痰。消瘰癧結核。老血瘕疝。濇以收脫。治遺精崩帶。止嗽斂汗。固大小腸。微寒以清熱補水。治虛勞煩熱。溫瘧赤痢。利濕止渴。爲肝腎血分之藥。

【產地】產淺海泥沙中。右殼小而薄。左殼大而凸。常連綴重疊。附於石岩。綱目介類。

【禁忌】虛而熱者宜之。有寒者禁。與貝母爲使。惡吳萸細辛麻黃。得蛇床遠志牛膝甘草良。

【附　錄】

【肉名蠣黃】味美。且益人。爲海錯上品。

▲皂莢　一名皂角。附皂莢子。刺。葉。

【性味】味辛鹹。性溫。有小毒。

【功用】性極尖利。搜風泄熱。吹之導之。則通上下關竅。而涌吐痰涎。搐鼻立作噴嚏。治中風口噤。胸痺喉痺。服之則除濕去垢。宣滯導滯。消痰破堅。殺蟲下胎。治風濕風癩。痰喘腫滿。堅癥囊結。塗之則散腫消毒。煎膏貼一切痺痛。合蒼朮焚之。辟瘟疫濕氣。

【產地】處處有之。實名皂莢。肥而多脂者良。綱目喬木類。

【禁忌】濟急頗有神效。稍涉虛者。切勿輕與。孕婦忌之。

【附錄】

【皂莢子】去皮水。治大腸燥結。瘰癧惡瘡。

【皂莢刺】辛溫搜風殺蟲。功同皂莢。其鋒銳直達病所。潰散癰疽。治腫毒妬乳。風癘癬瘡。胎衣不下。爲癰疽未潰之神藥。已潰勿服。孕婦亦忌。

【皂莢葉】洗風瘡。

▲扶芳藤

【性味】味苦。性小溫。無毒。

【功用】治一切血疾。氣疾。冷疾。風血腰脚百病。久服延年。（剉細浸酒飲）

【產地】生於田野。綱目藤類。

【形態】藤嫩時如絡石。攀援於他植物。其葉亦可療疾。

【雜論】此物以蔓緣楓樹者良。其生於塚墓間者忌用。

▲扶朶花

【性味】味甘。性平。無毒。

【功用】補血潤容。美顏潤血。女子食之最宜。其葉療癰疽腮腫。（同白芙蓉葉。牛蒡葉。白蜜研膏敷之。）

【產地】產粵中。插枝卽生。綱目灌木類。

【形態】幹高四五尺。枝弱。葉似桑而小。開花五瓣。大者如芍藥。又如蜀葵。有紅黃白三色。紅者尤為繁盛。其花朝開暮落。自暮春至冬初不絕。

【雜論】凡紗緞退黑變黃者。以花搗汁塗之。能使復黑如新。色白者可作蔬茹。甘美適口。

▲折傷木藤

【性味】味甘鹹。性平。無毒。

【功用】散血補血。止痛。治筋骨疼痛。婦人產後血悶。（均洒水各半濃煎汁飲）療傷折。

【產地】生於山野。綱目藤類。

【形態】藤纏木上。葉光厚似莽草。藤可療疾。

▲辛夷

一名木筆花。一名迎春花。

【性味】味辛。性溫。無毒。

【功用】清陽上行。通於頭腦。溫中解飢。通九竅。利關節。主治鼻淵鼻塞。及頭痛面䵟。目眩齒痛。九竅風熱之病。

【產地】處處有之。亦可種於庭園。樹高大。苞入藥。綱目香木類。

【禁忌】辛香走竄。虛人偶感風寒而鼻塞者禁之。頭痛屬血虛火熾者。服之轉甚。芎藭為使。惡石脂。畏菖蒲石膏蒲黃黃連。

【雜論】鼻淵鼻齆鼻窒鼻瘡。及痘後鼻瘡。並用辛夷研末。入麝香少許。葱白蘸入數次。甚良。

▲見腫消

【性味】味酸濇。有微毒。
【功用】消癧腫。治狗咬。(搗貼)
【產地】產筠州。綱目隰草類。
【形態】春日生苗葉莖作紫色。葉似桑葉而光滑。
可療疾。

▲貝母

附川貝母。浙貝母。土貝母。

【性味】味甘。(或作辛苦)性微寒。(或作平)無毒。
【功用】瀉心火。散肺鬱。潤心肺。化燥痰。治虛勞煩熱。欬嗽上氣。吐血咯血。肺痿肺癰。喉痺目眩。淋瀝癭瘤乳閉產難。功專散結除熱。敷惡瘡。斂瘡口。
【產地】產四川山西浙江等地。綱目山草類。
【禁忌】能入肺治燥。非脾家所喜。俱去心擣用。厚朴白微爲使。畏秦艽。反烏頭。

【附錄】

【川貝母】川產最佳。圓正底平。開瓣味甘。
【浙貝母】象山貝母體堅味苦。去時感風痰。
【土貝母】形大味苦。治外科證痰毒。

▲利殼月

又名海月。

【性味】味鹹。性大寒。無毒。
【功用】瀉濕熱。煎湯洗鶴膝風有效。煅研爲粉。塗濕爛瘡如神。
【產地】海產動物。綱目介類。
【形態】殼爲兩片合成。殼內瑩滑如雲母。中有小蟹。飢則蟹出覓食。蟹飽則海月亦飽。以火近之。蟹出立斃。其殼磨之通明。可以遮窗。殼與肉均可療疾。

▲赤芍藥

【性味】味苦。性平。無毒。

【功用】瀉肝火。散惡血。利小腸。治腹痛。脇痛。堅積。血痺疝瘕。經閉腸風。癰腫目赤。白補而斂。赤散而瀉。白益脾能於土中瀉木。赤散邪能行血中之滯。

【產地】處處有之。自生山野。或種於庭園。爲多年生植物。綱目芳草類。

【禁忌】虛者忌用。惡芒硝石斛。畏鼈甲小薊。反藜蘆。

【雜論】赤白各隨花色。單瓣者入藥。酒炒用。婦人血分。醋炒。下痢後重不炒。

△赤小豆

【性味】味甘酸。（或作辛）性平。無毒。

【功用】性下行而通小腸。行水散血。消腫排膿。清熱解毒。治瀉痢嘔吐。脚氣。敷一切瘡疽。止渴解酒。通乳汁。下胞胎。

【產地】處處有之。以緊小而赤黯色者良。綱目穀類。

【禁忌】最滲津液。久服令人枯瘦身重。

△赤石脂

【性味】味甘酸濇。性溫。無毒。

【功用】能收濕止血而固下。療腸澼泄痢。崩帶遺精。癰痔潰瘍。收口生肉。催生下胞。

【產地】產山東山西河南等處。綱目石類。細膩黏舌者良。赤入血分。白入氣分。研粉水飛。

【禁忌】畏芫花。惡大黃松脂。

【雜論】經水過多。赤石脂故紙等分爲末。米飲下二錢。

▲芋

【性味】味辛。性平滑。有小毒。

【功用】寬胃口。通腸閉。和魚煮食下氣調中。

【產地】種類甚多。植於水田。綱目菜類。

【雜錄】梗擦蜂螫良。

▲芎藭

【性味】味辛。性溫。無毒。

【功用】乃血中氣藥。升清陽而開諸鬱。潤肝燥而補肝虛。上行頭目。下行血海。搜風散瘀。止痛調經。治風濕在頭。諸種頭痛。偏正頭風。腹痛脇風。氣鬱血鬱。血痢寒痺。筋攣目淚多涕。風木爲病。及癰疽瘡瘍。痘瘡不起。男婦一切血證。

【產地】蜀產爲川芎。秦產爲西芎。江南爲撫芎。以川產大塊。裏白不油。辛甘者良。綱目芳草類。

【禁忌】凡氣升痰喘。虛火上炎。嘔吐欬逆。不宜用之。單服久服。令人暴亡。白芷爲使。畏黃連。硝石滑石。惡黃耆山茱萸。

▲良薑 附紅豆蔻。

【性味】味辛。性熱。無毒。

【功用】煖胃散寒。消食醒酒。治胃脘冷痛。嵐瘴瘧疾。霍亂瀉痢。吐惡噎膈冷癖。

【產地】出嶺南高州東壁土拌炒用。綱目芳草類。

【禁忌】虛人須與參朮同行。若單用多用。恐犯沖和之氣。

【附　錄】

【紅豆蔻】即良薑子。溫肺散寒。醒脾燥濕。消食解酒。

▲初生臍帶 又名坎氣。

【功用】止瘡。解胎毒。敷臍瘡。
【產地】附於胎兒臍間之細長肉管。與胞盤連接。更進於子宮血管。爲胎兒未生時。吸收母體營養料之通路。
【雜論】近日庸醫。妄名之爲坎氣。用以大補氣血。不知出於何典。

▲豆腐

【性味】味甘鹹。性寒。有小毒。
【功用】清熱散血。和脾胃。消脹滿。下大腸濁氣。
【製法】用黃豆製成之。
【雜論】中其毒者。以萊菔湯解之。

▲車前子 附車前草。

【性味】味甘。性寒。無毒。
【功用】清肺肝風熱。滲膀胱濕熱。開水竅以固精竅。令人有子。治濕痺五淋。暑濕瀉痢。目赤障翳。催生下胎。
【產地】產澤野路旁。處處有之。網目隰草類。
【形態】自地下生葉。叢葉中抽莖。長數寸。多子。
【禁忌】陽氣下陷。腎氣虛脫。勿服。入滋補藥。酒蒸。搗餅。入利水泄瀉藥。炒研。

【附錄】

【車前草】甘寒。涼血去熱。通淋明目。使葉勿使莖。驗。

▲阿井水

【性味】味甘鹹。性平。無毒。
【功用】下膈。疏痰。止吐。

【產地】阿井在袞州穀陽縣。卽古東阿縣也。

▲阿魏

【性味】味辛。性平。無毒。

【功用】消肉積。殺細蟲。去臭氣。解蕈菜自死牛馬肉毒。治心腹冷痛。瘧痢傳尸。疳癆疰蟲。

【產地】出西番木脂熬成。極臭。綱目香木類。

【禁忌】人之血氣。聞香則順。聞臭則逆。虛人雖有痞積。當先養胃氣。胃強則堅積漸磨而消矣。不宜用此臭烈。更傷胃氣。

▲阿芙蓉　一名阿片。俗作鴉片。

【性味】味酸濇。性溫。有毒。

【功用】止瀉痢。收脫肛。濇精氣。

【產地】此罌粟花之津液也。罌粟結青苞時。午後以大鍼刺其外面青皮三五處。勿損裏面硬皮。次早津出。以竹刀刮收入瓷器陰乾。故今市者猶有苞片在內。綱目稷粟類。

▲阿膠

【性味】味甘。性平。無毒。

【功用】淸肺養肝。滋腎補陰。止血去瘀。治風化痰。潤燥定喘。利大小腸。治虛勞欬嗽。肺痿吐膿。吐血衂血。血淋血痔。腸風下痢。腰痠骨痛。血痛血枯。經水不調。崩帶胎動。及一切風病。癰疽腫毒。

【產地】產山東阿縣。用黑驢皮阿井水煎成。以黑光帶綠色。頓之易化。淸而不膩。并不臭者良。蛤粉炒化痰。蒲黃炒止血。酒化水化童便和用。得火良。綱目畜類。

【禁忌】胃弱作嘔吐。脾虛食不消者。均忌。山藥爲使畏大黃。

【雜論】月水不止。阿膠炒焦爲末。酒服二錢。妊娠尿血。阿膠炒黃爲末。食前粥飲下二錢。

八畫

△乳汁

【性味】味甘鹹。性平。無毒。

【功用】潤五臟。補血液。止消渴。澤皮膚。清煩熱。理噎膈。悅顏利腸。眼科用點赤澀多淚。

【產地】爲婦女產兒後之乳汁。以頭胎或溫良無病婦女之乳。白而稠者爲良。綱目入類。

【禁忌】虛寒滑泄胃弱者禁服。乳與食同進。卽成積滯發瀉。

△乳香 一名薰陸香。

【性味】味苦辛。性微溫。無毒。

【功用】辛香善竄。入心通行十二經。能去風伸筋。調氣活血。托裏護心。生肌止痛。治心腹諸痛。口噤耳聾。癰疽瘡腫。產難折傷。亦治癲狂。止洩痢。

【產地】產西南熱地及西藏等處。爲樹中流出之脂液。凝結成塊。圓大如乳頭明透者良。性黏難研。水飛過。用鉢坐熱水中。以燈芯同研則易細。綱目香木類。

【禁忌】瘡疽已潰勿用。膿多勿敷。

△佩蘭 一名省頭草。

【性味】味苦辛。性溫。無毒。

【功用】宣中辟穢。祛濕利氣。開胃化濁。和脾行水。治癘風。夏月暑熱內蘊。寒熱往來。頭痛牙疼。口中甜膩臭氣。胸膈痞悶。噯噫吐酸。反胃水穀不化。嘔不能食。脾疸腹脹。婦人斷產。小兒瀉疳。赤爛。

【產地】爲多年生草。產於濕地。以出吳縣及太湖下游者爲佳。別錄中品芳草類。

【禁忌】凡陰虛血燥舌鋒胃枯。不能納穀。及氣分虛者。均忌之。

▲使君子

【性味】味甘。性溫。無毒。

【功用】殺蟲消積。治五疳。使濁。瀉痢瘡癬。爲小兒諸病要藥。

【產地】出閩蜀。五瓣有棱。內仁如榧。亦可煨食。久則油黑不可用。綱目蔓草類。

【禁忌】無蟲積者。勿食。忌飲熱茶。犯之作瀉。

▲兎屎

一名明月砂。　附肝。肉。腦。

【性味】味辛。性平。無毒。

【功用】殺蟲明目。治癆瘵五疳。痘後生翳。

【產地】處處有之。眼紅。毛色有多種。綱目獸類。

【附　錄】

【肝】瀉肝熱。故能明目。

【肉】涼血解熱毒。利大腸。妊婦忌之。

【腦】塗凍瘡。

▲刺蒺藜

【性味】味辛苦。性溫。無毒。

【功用】散肝風。瀉肺氣。勝濕破血。催生墮胎。通乳閉。消癥瘕。

【產地】產同州府。去刺。酒拌蒸。爲一年生草本植物。今處處有之。綱目隰草類。

【形態】有刺者名刺蒺藜。無刺色白者名白蒺藜。

【雜論】牙齒動搖。出血不止。白蒺藜末日擦之佳。

△卷柏

【性味】味辛。性平。無毒。

【功用】鎭心煖腎。強陰益精。治尸疰鬼疰。鬼魅啼泣。五臟邪氣。欬逆頭風眩暈。面皯癥瘕。腹痛腸風脫肛。婦人經閉。血閉不孕。陰中寒熱作痛。久服輕身。潤顏色。

【產地】產陝西山東等地。多附生深山石壁。葉細似柏。本經上品苔類。

【禁忌】多用之於止血藥中。其他方劑罕用之。

△宜母

【性味】味酸。無毒。

【功用】下氣和胃。（醃食）辟暑解渴。（製漿食）安胎。治傷寒痰火。（鹽醃食）

【產地】產於粵中。綱目夷果類。

【形態】實似橙而小。大如梅。二三月成熟。色黃而酸。孕婦肝虛者多嗜食之。故名。實可療疾。

【雜論】此物味酸。孕婦宜食之。歲久者佳。

△夜明砂　一名天鼠矢。

【性味】味辛。性寒。無毒。

【功用】瀉散血明目。爲肝經血分藥。活血消積。治目盲障翳。瘧魃驚疳。乾血氣痛。同鼈甲燒烟辟蚊。

【產地】處處有之。卽蝙蝠矢也。食蚊。砂皆蚊眼。故治目疾。淘淨焙。綱目原禽類。

【禁忌】惡白微白蘞。

【雜論】小兒魃病。以紅紗袋盛夜明砂。佩之。

▲夜闌葉

【性味】不詳。

【功用】治寒痰。寒著吐瀉。（生啖或煎服。）一切風寒諸病。（煎服取吐痰涎。）

【產地】產於粵省。多生道旁。綱目香木類。

【形態】狀如木蘭。亦類紫薇。高一二尺。葉似槐葉。大如指頭。頗帶藍色。葉下有小花如粟米。至夜則芳香聞數十里。恍若芝蘭。採之可以避蚊。插門上則蚊不敢入。葉可療疾。

▲芫花

【性味】味苦。性溫。有毒。

【功用】去水飲痰癖。療五水在五臟。皮膚脹滿。喘急痛引胸脇。欬嗽瘴瘧。

【產地】產河南以及北地山谷中。綱目毒草類。

【形態】爲高約三四尺之落葉灌木。葉似柳。二月開花。碧色。葉生。花落。陳久者良。好醋煮過曬乾。根療疥。

【禁忌】毒性至緊。取效最捷。稍涉虛者服之。多致夭折。反甘草。

▲芭蕉根　又名甘蕉。

【性味】味甘。性大寒。無毒。

【功用】治一切腫毒。發背欲死。赤遊風瘮。風熱頭痛。產後血脹。消渴飲水。天行熱狂。血淋澀痛。瘡口不合。

【產地】廣東福建及江浙均有之。葉巨。實甘美。根入藥。綱目隰草類。

▲苧麻根

【性味】味甘性寒。無毒。

【功用】治小便不通。痰哮欬嗽。肛門腫痛。脫肛不收。療血淋。

【產地】蜀閩江浙。處處有之。綱目隰草類。

【形態】苗高七八尺皮有靭性。剝之可績布製繩。

▲茵草米

【性味】味甘。性寒。無毒。

【功用】去熱。利腸胃。益氣力。久食不飢。用以救荒。

【產地】處處有之。綱目稷粟類。

【雜論】藏器曰。生米田中。苗似小麥而小。四月熟。可作飯。

▲花蕊石　一名花浮石。

【性味】味酸濇。性平。無毒。

【功用】專入肝經血分。能化瘀血爲水。止金瘡出血。下死胎胞衣。

【產地】出陝西。體堅色黃。煅灰水飛。綱目石類。

【禁忌】大損陰血。

▲花紅　即林檎。

【性味】味酸濇甘。性溫。無毒。

【功用】生津。治消渴。洩精水。小兒閃癖。

【產地】處處有之。綱目喬木類。

【形態】落葉亞喬木。高丈餘。葉橢圓。有鋸齒。春暮開花五瓣。色白有紅暈。實圓形。夏末成熟。

【禁忌】多食發熱。閉百脈。

▲芡實　一名雞頭。

【性味】味甘濇。性平。無毒。

【功用】補脾固腎。助氣澀精。治夢遺滑精。解暑熱酒毒。療帶濁泄瀉小便不禁。

【產地】處處有之。產水澤中。綱目水菓類。蒸熟擣粉。澀精藥或連殼用。

【禁忌】大小便不利者。勿服。小兒不宜多食。甚難消化。

▲松脂

一名松香。一名瀝青。　附松節。松毛。松花。

【性味】味苦甘。性溫。無毒。

【功用】祛風去濕。化毒生肌止痛熬膏而貼。崩中惡瘡牙痛。研末而嘗。外科取用極多。

【產地】生於各處山野。其脂入藥。綱目香木類。

【禁忌】性溫而燥。血虛者勿服。水煎百沸。白滑方可用。

【附錄】

【松節】苦溫而燥。治骨節間之風濕。杵碎浸酒良。

【松毛】苦溫可生毛髮。宜敷凍瘡及風濕諸瘡。切細用。

【松花】甘溫潤心肺。益氣止血。除風。亦可釀酒。善糝諸痘瘡傷損。並濕爛不痂。多食發上焦熱病。

▲枇杷葉

附枇杷。

【性味】味苦。性平。無毒。

【功用】清肺和胃而降氣。氣下則火降痰消。治熱欬嘔逆口渴。

【產地】處處之有。樹高大。夏初結實。色黃白。葉四時不凋。綱目山果類。

【禁忌】虛寒嘔吐。風寒咳嗽。忌之。

【用法】葉濕重一兩。乾重三錢。爲氣足。拭淨毛。毛射肺。令人咳。治胃病薔汁塗炙黃。治肺病蜜水塗炙黃。

【附錄】

【枇杷】甘酸平。止渴下氣。利肺氣。止吐逆。除上焦熱。潤五臟。多食發痰熱傷脾。同炙肉及熱麵食。令人患熱黃疾。

▲果然

【性味】味甘鹹。性溫。無毒。

【功用】食之不眛不飢。令人善走。窮年無厭。可以辟穀。

【產地】產非洲印度等處。綱目獸類。

【形態】狀如猿而白頰黑。多髯毛白有黑紋。尾長於身。性機敏。喜羣居。多居於樹上。羣中有一酋長。他皆奉令。有急則相奔赴。肉可療疾。

▲東廧子

【性味】味甘。性平。無毒。

【功用】益氣輕身。久服不飢。堅筋骨。能步行。可以救荒。

【產地】生河西。苗如蓬。子似葵。九月十月熟。可爲飯食。綱目穀類。

▲東壁土

【性味】味甘。性溫。無毒。

【功用】治霍亂煩悶。泄痢溫瘧。療下部瘡。脫肛。小兒風臍。摩濕乾二癬。

【產地】處處有之。綱目土類。

【雜論】隱居曰。此屋之東壁土也。常先見日。故名。

▲玫瑰花

【性味】味甘微苦。性温。無毒。
【功用】理氣破積。和血行血。治吐血。胸鬱。肝胃氣痛。新久風痺。噤口痢疾。療腫毒初起。跌打損傷瘀痛。乳癰。（同母丁香無灰酒煎服）
【產地】多植於庭園中。綱目灌木類。
【形態】莖高三四尺。有刺。爲羽狀複葉。多鋸齒。有類薔薇。花紫或白。香氣清烈。以之浸酒製露。均甚合宜。

▲秈米

【性味】味甘。性温。無毒。
【功用】益氣温中。和脾養胃。除濕止洩。
【產地】稻之早熟而黏性少者。處處產之。綱目稻類。

▲放杖木

【性味】味甘。性温。無毒。
【功用】理腰腳。治一切風血。久服輕身。延年不老。（酒浸服）
【產地】生於山中。綱目灌木類。
【形態】樹似木天蓼。老人服之一月。可以放杖。故名。

▲金 附銀。

（性味）味辛。性平。有毒。
【功用】重鎮怯。故鎮心肝。安魂魄。金制木。故能治驚癇風熱。肝胆之病。
【產地】我國東三省及嶺南諸地山中亦產之。綱目金類。
【禁忌】丸散用箔爲衣。煎劑加入藥煮。畏錫水銀。遇鉛則碎。五金皆畏水銀。

【附錄】

【銀】功用相倣。

▲金耳

【性味】味甘淡。性平。無毒。

【功用】主補腎滋陰。潤腸益津。嘗用之爲食物。

【產地】產雲南山中。較銀耳爲大。其色金黃。故名。

拾遺芝類。

▲金毛狗脊

【性味】味苦甘。性微溫。無毒。

【功用】苦堅腎。甘益血。溫養氣。治失溺不節。脚弱腰痛。寒濕周痺。除風虛。強機關。利俯仰。

【產地】爲山野濕地自生之宿根草。綱目山草類。

【雜論】有黃毛如狗形。故名。去毛切。酒拌蒸。萆薢爲使。熬膏良。

▲金雀花

【性味】性平。無毒。

【功用】發痘瘡。治跌撲損傷。（取乾者研碎酒服。）婦人乳癰。

【產地】生於山土。爲常綠灌木。綱目灌木類。

【形態】莖有白點。花後發葉。瘦小如槐葉。下有輭刺。仲春時開花。色黃而香。四瓣尖瘦。旁開兩瓣。外張如飛雀可愛。故名。花與根皆可療疾。

▲金魚

【性味】味甘鹹。性平。有小毒。

【功用】治久痢及噤口痢。

【產地】爲鯽魚之變種。種類不一。綱目有鱗類。

▲金銀花　附忍冬藤。

【性味】味甘性平（或作寒）無毒。

【功用】除熱解毒。療風養血。除痢寬膨。治癰疽疥癬。楊梅惡瘡。腸澼血痢。五種尸疰。

【產地】處處有之。爲蔓生之小灌木。開花時黃白相間。故名。綱目蔓草類。

【附錄】

【忍冬藤】稟春氣以生。性極中和。故無禁忌。其藤葉名忍冬。經冬不凋。乾者不及生者力速。釀酒代茶熬膏並妙。須多用乃效。

▲金汁　一名糞清。

【性味】味苦。性寒。無毒。

【功用】清痰火。消食積。解熱毒。治天行熱疾。五臟實熱。陽毒熱狂。中惡瘟病垂死。小兒初生。內毒不散。痘瘡血熱黑陷不起。療惡瘡。解蕈毒。

【產地】卽人糞中清汁也。綱目人部。

【製法】用棕皮綿紙。上鋪黃土。淋糞濾汁。入新甕。碗覆埋土中一年。清若泉水。全無穢氣。勝於人中黃。年久彌佳。

▲金星草　一名鳳尾草。一名七星草。

【性味】味苦性寒。無毒。

【功用】解毒消腫。顯理外科惡瘡初起。陽毒未潰。治頭瘰癧。發背癰疽。或剉炙酒煎。或研末酒吞。或煎汁洗。或搗爛敷。並建神效。並解丹石毒。

【產地】處處有之。綱目石草類。

【形態】隱花植物。產山麓及陰濕之處。葉爲羽狀。分裂如鳳尾。質堅硬。深冬背生子囊羣。色黃如金星。故名。凌冬不凋。

【禁忌】若非陽毒及金石發毒。不可服。

△金橘

【性味】味酸甘。性溫。無毒。

【功用】消食下氣。快膈止渴。解酲。辟臭。治胸中痞悶。

【產地】產贛浙川廣等省。綱目灌木類。

【形態】幹高六七尺。葉橢圓。夏開白花。秋冬實熟。皮堅肌細。色黃如金。形圓。大者徑寸。小者如彈。

【雜論】此物味甘酸而芳香。生食蜜浸皆佳。

△金果欖

【性味】味苦。性大寒。

【功用】解毒。治山嵐瘴癘。咽喉急痺。雙單喉蛾。口爛齒痛耳脹目痛。熱嗽吐衄。內外結熱。遍身惡毒。瘰癧疽發背焮赤。疔毒蛇蠍蟲傷。（并磨塗之）

【產地】其種來自交趾。近產於廣西蒼梧等處。綱目蔓草類。

【形態】蔓生土中。引藤。結實如橄欖。皮似白朮。剖之色微黃。味苦。其根與藤。皆可療疾。

【雜論】此物善於解毒。故治疔瘡喉痺等證。有起死回生之功。以堅實重大而味苦甚者爲良。

△金線釣蝦蟆

【性味】味苦。性涼平。

【功用】追風敗毒。吐痰涎。治傷寒成瘧。風痰結胸。腸癰。噤口痢疾。瘰癧疽發背。腫毒瘰癧。跌打損傷。

【產地】生田野山石間。綱目蔓草類。

【形態】小滿生苗。芒種開花。根有疙瘩。形類蠐螬。根旁又生根數十相綴。纍纍橫掛。如三足蟾。根葉莖汁皆可療疾。

▲金櫻子

【性味】味酸濇。性平。無毒。

【功用】固精祕氣。治滑精泄痢便數。

【產地】多生於山林間。以江西產者爲勝。子入藥。綱目灌木類。

【禁忌】性濇而不利於氣。小便不禁。精氣滑脫者。均忌。

【雜論】似榴而小。黃亦有刺。取半黃者。熟則純甘。去刺核研。或熬膏。熬膏則甘全失濇味。

▲郁李仁

【性味】味辛苦甘（或作酸）性平。無毒。

【功用】下氣行水。破血潤燥。治水腫癃急。大腸氣滯。關格不通。

【產地】產我國陝西甘肅等地。他處亦多有之。似李樹子小若櫻桃。仁入藥。綱目灌木類。

【禁忌】下後令人眞液虧損。燥結愈甚。乃治標救急之藥。津液不足者。愼勿輕投。

▲附子

附烏頭。烏附尖。天雄。側子。

【性味】味辛甘。性大熱。有毒。

【功用】能引補氣藥以復散失之元陽。引補血藥以滋不足之眞陰。引發散藥開腠理以逐在表之風寒。引溫暖藥達下焦以去在裏之寒濕。治三陰傷寒戴陽中寒中風。氣厥痰厥。咳嗽自汗。嘔噦噎膈。心腹冷痛。暴瀉脫陽。脾泄久痢。霍亂轉筋。拘攣風痺。癥瘕積聚。督脈爲病。脊強而厥。小兒慢驚。瘡瘍灰白。癰疽不斂。一切沉寒痼冷之證。開關門。消腫滿。縮小便。壯陽退陰。殺邪辟鬼。通經墮胎。通宜冷服。發散生用。峻補熟用。

【產地】陝西出者名西附。四川出者名川附。川產爲勝。綱目毒草類。

【禁忌】若內眞熱而外假寒。熱厥似寒。因熱霍亂等證。服之禍不旋踵。畏人參甘草黃耆防風犀角綠豆童便。反貝母半夏白芨白歛。

【附錄】

【烏頭】功同附子而力稍緩。其性輕疏。溫脾逐風寒疾宜附子。風疾宜烏頭。此即附子之母也。

【烏附尖】吐風痰。治癲癇。取其銳氣。直達病所。

【天雄】細長者爲天雄。補下焦腎命陽虛。治風寒濕痺。爲風寒主藥。

【側子】連生者爲側子。宜於發散四肢。充實皮毛。治手足風濕諸痺。

△狐尾草

【性味】不詳。

【功用】治吐血。療金瘡。一切腫毒。（均敷之）

【產地】生水澤旁。綱目隰草類。

【形態】九節而生。花如狐尾。根可療疾。以藥水煎。可洗諸瘡。

△狗尾草 一名莠。又名光明草。

【功用】疣目貫髮以莖穿之。即乾滅。凡赤眼拳毛倒睫者。翻轉目瞼。以一二莖蘸水戛去惡血。甚良。

【產地】處處有之。綱目隰草類。

【形態】一年生草。高一二尺。葉細長。葉柄如鞘以包莖。夏日莖頂叢生細實。有綠色長芒。集合爲穗。六月開花。形似狗尾。莖可療疾。

▲狗獾　一名天狗。

【性味】味甘酸。性平。無毒。

【功用】補中益氣。治小兒疳瘦。殺蛕蟲。

【產地】爲食肉動物。似貓而小。生山野間。綱目獸類。

▲狗骨　即貓兒刺。

【性味】味甘微苦。性涼。無毒。

【功用】益肝腎。生津止渴(用葉代茶甚妙)祛風。

【產地】生江浙間。藏器曰。此木肌白如狗之骨。樹如杜仲。詩云。南山有杞是也。綱目灌木類。

【雜論】有刺。俗名鼠老刺。又名八角茶。

▲狗　附狗寶。屎中粟米。屎中骨。

【性味】味酸鹹。性溫。無毒。

【功用】暖脾益胃。脾胃暖則腰腎受蔭矣。補虛寒。治陽事。黃犬益脾。黑犬補腎。他色者不宜用也。

【產地】處處有之。綱目家畜類。

【禁忌】氣壯多火陽事易舉者忌之。熱病後食之殺人。反商陸。畏杏仁惡蒜。

【附錄】

【狗寶】結成狗腹中者。專取斷胃。善行疔疽。

【屎中粟米】起痘治噎。

【屎中骨】治寒熱小兒驚癇。

▲虎骨　附肚。睛。爪。肉。

【性味】味辛。性温。無毒。

【功用】追風健骨。定痛辟邪。治風痺拘攣。疼痛驚悸。顛癇犬齩骨硬。（爲末水服。犬齩敷患處。）以頭骨脛骨良。

【產地】產深山中。綱目獸類。

【附錄】

【肚】治反胃。

【睛】治小兒驚癇夜啼。

【爪】主辟邪殺鬼。

【肉】酸平益氣力。止多唾。療惡心欲嘔。治瘧辟魅。

▲虎頭蕉　又名美人蕉。

【性味】味苦。性温。有毒。

【功用】主祛風。治風痺。吐血。（焙末酒服）血淋。婦女白帶。

【產地】產於山野中。以福建臺灣等處出者爲佳。拾遺草類。

【禁忌】性温力猛而毒。不宜多服。服後須避風。否則卽發風疹。

▲知母

【性味】味辛苦。性寒。無毒。

【功用】瀉腎家有餘之火。因而上清肺金。潤腎滋陰。消痰定嗽。止渴除煩。安胎。治傷寒煩熱。蓐勞骨蒸。利二便。消浮腫。

【產地】我國河內川谷瀕河。及解州滁州多產之。爲多年生草。綱目山草類。

【禁忌】傷胃滑腸。令人作瀉。得酒良。上行酒浸。下行鹽水拌。忌鐵。

▲空青

【性味】味甘酸。性寒。無毒。

【功用】益肝明目。通竅利水。爲目病要藥。

【產地】產河南山陝間銅坑中大塊中空有水者良。綱目石類。

▲空沙參

即薺苨。 即甜桔梗。

【性味】味甘淡。性微寒。無毒。

【功用】解百藥毒。利肺氣。和中明目。主欬嗽。消渴強中。瘡毒疔腫。

【產地】爲山野間多年生草。葉根皆似沙參。綱目山草類。

【附錄】

【甜桔梗】乃桔梗之一類。非桔梗也。

▲昆布

【性味】味鹹。性寒。無毒。

【功用】治癭瘤水腫陰潰㿉噎。頑痰積聚。

【產地】出登萊者搓如繩索。出閩越者大葉如菜。略洗去鹹味。綱目水草類。

【禁忌】性更雄於海藻。多服令人瘦削。

▲河豚

【性味】味甘。性溫。有大毒。

【功用】補虛去濕氣。理腰脚。去痔疾。殺蟲。

【產地】產江浙等地。多生於鹹淡水相交之處。綱目鱗類。

【形態】小口大腹。無鱗。觸之則脹大如球。

【雜錄】肝及子尤毒。

▲青皮

附葉。肉。核。

【性味】味苦辛。性溫無毒。

【功用】疏肝瀉肺。引諸藥至厥陰之分。下飲食入太陰之倉。破滯削堅。消痰散痞。治肝氣鬱積。脇痛多怒。久瘧結癖。胸膈氣逆。疝痛乳腫。

【產地】乃橘之未黃而色青者。綱目山果類。

【禁忌】氣虛及有汗者忌用。

【附錄】

【葉】治乳癰脇癰肺癰。消痰下氣。

【肉】生痰聚氣。功與葉相反。

【核】治疝痛。腰腎冷痛。去皮炒。

▲青礞石

【性味】味甘鹹。性平。有毒。(或作無毒)

【功用】能平肝下氣。為治頑痰癖結之神藥。

【產地】江南諸山多產之。以色青而堅細有白星點者佳。綱目石類。

【禁忌】氣弱血虛者大忌。

【雜論】硝石礞石等分。打碎拌勻。入砂鍋煅至硝盡。石色如金為度。如無金星者不入藥。研末水飛去硝毒。

▲青魚膽　附肉。

【性味】味苦。性寒。無毒。

【功用】瀉熱治目疾。點眼消赤腫障翳。含嚥吐喉痺痰涎。塗火熱瘡。療魚骨哽。

【產地】產於淡水中。臘月收陰乾。綱目有鱗類。

【附錄】

【肉】甘平益氣力。治脚氣脚弱煩悶。

▲青蒿

【性味】味苦性寒無毒。

【功用】治勞瘦骨蒸蓐勞虛熱。久瘧久痢。虛煩盜汗。能除陰分伏熱風毒熱黃瘙疥惡瘡鬼氣尸疰。明目清暑辟穢。

【產地】處處有之。莖葉氣味俱芳。子功用亦同。綱目隰草類。

【雜論】凡苦寒藥。多與胃家不利。惟青蒿芳芬襲脾。宜於血虛有熱之人。以其不犯冲和之氣爾。寒而洩瀉者。仍當避之。使子勿使葉。使根勿使莖。熬膏良。

▲青黛

【性味】味鹹。性寒。無毒。

【功用】色青瀉肝。散五臟鬱火。解中下焦蓄蘊風熱。治傷寒發斑。血痢咯血。小兒驚癇。疳熱丹熱。敷癰瘡毒犬毒。

【產地】從藍草葉製出。眞者從波斯國來。不可得也。今用乾花取嬌碧者。每斤淘取一兩亦佳。綱目隰草類。

【禁忌】性涼中寒者。勿使。卽陰虛而有熱者。亦不宜用。

九畫

▲前胡

【性味】味辛甘。性微寒。無毒。

【功用】能除實熱。治痰熱哮喘。欬嗽嘔逆。痞膈霍亂。

【產地】產浙江吳與者勝。綱目山草類。

【禁忌】無實熱與外感者忌用。半夏爲使。惡皂角。忌火。

▲南瓜　附南瓜蒂。

【性味】味甘。性溫。無毒。
【功用】補中益氣。
【產地】多種於田野。綱目蓏菜類。
【形態】蔓生甚繁。瓜皮上有稜。色或綠或黃或紅。
【禁忌】時珍曰。不可同肉食。令人氣壅。

【附錄】

【南瓜蒂】能保胎。易於小產者宜之。焙研爲末。敷疔瘡。

▲南連

【性味】性寒。
【功用】治血痢。（爲末。以雞子揑作餅。炭火煨令通赤。蓋定勿泄氣。候冷研細。空腹時米飲湯送下）又療馬疾。
【產地】生浙江南部山中。綱目山草類。
【形態】二月生苗。根葉與羊蹄大黃無異。三月抽莖。高尺許。花細成穗。結實初青後紅。子藏稜中。夏至後便枯。
【雜論】此物性寒。甚於川連而不滯。以形大毛輕者佳。入膏用尤妙。又有仙姑連。天姥連。宣黃連。慈連。處連之名。皆名其產地也。

▲南燭　一名南天燭。附子。

【性味】味苦酸濇。性平。無毒。
【功用】強筋骨益氣力。止泄除睡。久服輕身長年。令人不飢。變白卻老。
【產地】產江浙湖北等地。綱目灌木類。

【附錄】

【子】酸甘平。強筋骨。益氣力。固精駐顏。

△南藤葉

【性味】味辛。性溫。無毒。

【功用】除痺起陽。排風邪。逐冷氣。強腰脚。補衰老。治風血。上氣欬嗽。(煮汁或浸酒服)療金瘡疼痛。久服變白延年。

【產地】寄生石間。引蔓木上。綱目蔓草類。

【形態】莖圓細多節。紫褐色。葉扁圓而厚。色深綠。一節一葉。莖貼木處結小紫瘤。中有小孔。莖葉均可療疾。

【雜論】白花蛇喜食南籐之葉。故此物爲治風良品。

△厚朴

【性味】味苦辛。性溫。無毒。

【功用】能瀉實濕滿。調中。消痰化食。行結水。破宿血。散風寒。殺臟蟲。治反胃嘔逆。喘欬瀉痢。冷痛。霍亂。一切客寒犯胃。濕氣侵脾之證。

【產地】產四川河南陝西湖南等地。綱目喬木類。

【形態】榛樹皮也。肉厚紫潤味辛爲良。刮去粗皮。切片薑汁炒。

【禁忌】但可施於元氣未虛。邪氣方盛。若脾胃虛者。切勿沾脣。雖一時未見其害。而淸純冲和之氣。潛傷默耗矣。孕婦服之。大損胎元。乾薑爲使。惡澤瀉硝石。忌豆。犯之動氣。

△威靈仙

【性味】味辛鹹。性溫。無毒。

【功用】能宣疏五臟。通行十二經絡。治中風頭風。

痛風頑痺。癥瘕積聚。痰水宿膿。黃疸浮腫。大小腸秘。風濕痰氣。一切冷痛。性極快利。積疴不痊者服之有捷效。治諸骨哽頗驗。

【產地】產陝西河南山東。南省亦有之。綱目蔓草類。

【形態】根叢鬚數百條。長者三尺餘。色深黑。俗名鐵脚威靈仙。

【禁忌】大走眞氣。耗人血。不得已而後用之可也。忌茶茗麵。

▲柏子仁

【性味】味辛甘。性平。無毒。

【功用】氣香能透心脾。性潤能滋肝腎。益智甯神。聰耳明目。養血止汗。除風濕。愈驚癎。澤皮膚。辟鬼魅。

【產地】宜種植山野。葉側生者名側柏。葉實名柏子仁。綱目香木類。

【禁忌】多油而滑。作瀉者禁與。多痰者亦忌。畏菊花。

▲柞木 附葉。

【性味】味苦。性平。無毒。

【功用】下行利竅。主難產催生。

【產地】此木處處有。質堅可爲鑿柄。故俗名鑿子木。綱目灌木類。

【附　錄】

【葉】治腫毒癰疽。

▲柘木白皮

【性味】味甘。性溫。無毒。

【功用】明目（煎湯溫洗）治勞損虛羸。瘧疾。風虛耳聾（煮汁釀酒服）夜夢遺精。腰腎發冷。婦人崩中血疾。小兒鵝口瘡（剉煮去滓頻塗）療飛絲入目（點之漸以綿蘸水拭去）。

【產地】產北方諸省。綱目灌木類。

【形態】其幹疏直。木裏有紋。葉厚而尖。稍硬於桑葉。亦可飼蠶。實如桑椹而圓。根皮亦可療疾。

▲枳椇子

一名木蜜。一名木餳。

附雞距。木皮。

【性味】味甘。性平。無毒。

【功用】止渴除煩。潤五臟。解酒毒。

【產地】產四川雲南廣東。今各地有之。綱目夷果類。

【禁忌】多食發蚘蟲。

【附錄】

【實拳曲如雞距】故俗名雞距。經霜黃赤。甚甘。

【木皮】治五痔。和五臟。

▲枳實

附枳殼。

【性味】味苦酸。性微寒。無毒。

【功用】能破氣。氣順則痰行喘止。痞脹消。息刺痛。除後重。治胸痺結胸。食積五膈。痰癖癥結。嘔逆欬嗽。水腫脇脹。瀉痢淋閉痔腫。

【產地】產陝西河南等地。橘逾淮為枳。即此是也。綱目灌木類。

【形態】皮厚而小為枳實。殼薄虛大為枳殼。陳者良。麩炒用。

【禁忌】大損眞元。脹滿因於邪實者可用。若因土虛不能制水。肺虛不能行氣。而誤用之。則禍不旋踵。氣弱脾虛。以致停食痞滿。法當補中益氣。則食自化。痞自消。若再用此。破氣是抱薪救火矣。孕婦虛者忌之。

【附錄】

【枳殼】所主略同。但枳實利胸膈。枳殼寬腸胃。枳實力猛。枳殼力緩。爲少異。

▲柿　附柿霜。柿蒂。

【性味】味甘濇。性寒。無毒。

【功用】生用甘冷。潤肺止嗽咳。清胃理焦煩。乾柿甘寒而濇。濇腸止洩。潤肺甯嗽。而消宿血。治肺痿熱咳。咯血反胃。腸風下血。痔漏。爲尤佳。治咽喉口舌瘡痛。

【產地】處處有之。綱目山果類。

【形態】樹高大。結實青綠色。漸乃變紅。

【禁忌】柿性頗寒。肺經無火及風寒作嗽。冷痢滑洩者忌之。若與蟹同食。令人腹痛作瀉。

【附錄】

【柿霜】乃其津液。生津化痰。清上焦心肺之熱。

【柿蒂】止呃逆。

▲枸杞子

【性味】味甘。性微溫。無毒。

【功用】滋肝益腎。生精助陽。補虛勞。強筋骨。食營除煩。去風明目。利大小腸。治嗌乾消渴。

【產地】南方樹止數尺。北方並是大樹。以甘州所產。紅潤少核者佳。酒潤搗。綱目灌木類。

【禁忌】便滑者勿用。

▲枸橘葉　一名臭橘。　附枸橘刺。

【性味】味辛。性温。無毒。
【功用】治下痢膿血後重。喉痺。消腫導毒。
【產地】處處有之。綱目苞木類。

【附錄】

【枸橘刺】風蟲牙痛。以一合煎汁含之。

▲柳花

【性味】味苦。性寒。無毒。
【功用】功能止血。治濕痺。風水。黃疸。四肢拘急。膝痛。
【產地】處處有之。綱目喬木類。
【形態】高三四丈。枝細葉長。春深開花。實熟則飛散如雪。入池沼則化爲浮萍。凡枝。葉。根。皮。皆可療疾。其花用未舒者爲佳。

▲柑實皮

【性味】味辛甘。性寒。無毒。
【功用】下氣調中。治傷寒飲食勞復。（煎濃汁飲）咽痛。洒渴。婦人產後肌浮。（爲末酒服）解酒毒。
【產地】產於暖地。綱目灌木類。
【形態】幹高丈餘。葉爲長卵形。花白。初冬結實。形正圓。色黃赤。皮緊紋細。殊不易剝。瓤多液。甘香。沁齒。葉。實。實皮。實核。皆可療疾。
【雜論】此物多食令人肺燥。

▲相思子

【性味】味苦。性平。有小毒。
【功用】通九竅。殺三蟲。治蠱毒。頭風。熱悶。風痰。瘴瘧。寒熱。心腹邪氣。（水研服取吐）
【產地】產於嶺南。綱目喬木類。
【形態】幹高丈許。葉爲偶數羽狀複葉。秋開白色或淡紅色小花。結實成莢。子藏於中。大如豌豆。微扁。色鮮紅。亦有半紅半黑者。可供裝飾之用。亦可療疾。

【雜論】此物爲取吐之品。

△柚實

【性味】味酸。性寒。無毒。

【功用】能消食。解酒毒。治口中酒氣。腸胃惡氣。妊婦口淡。不思食。

【產地】產於閩廣。綱目灌木類。

【形態】幹高丈餘。枝有刺。葉卵長形。葉柄有小片。花白五瓣。實徑四五寸。形圓頂高。色正黃。皮極厚。不易剝脫。花。葉。實。實皮。皆可療疾。

【雜論】此物多食。令人口爽。不知五味。

△柯樹皮

【性味】味辛。性平。有小毒。

【功用】治大腹水痛。（去粗皮。煎汁去滓。平旦空腹時服三丸。須臾再服一丸）

【產地】產於暖地。甚爲繁茂。綱目喬木類。

【形態】高三四丈。其材可建屋製器。葉長橢圓形。花雌雄同株。實爲堅果。熟則可食。樹皮可爲染料。亦可療疾。

△秋石

【性味】味鹹。性平。無毒。

【功用】滋腎水。潤三焦。養丹田。安五臟。退骨蒸。軟堅塊。治虛勞欬嗽。白濁遺精。爲滋陰降火之藥。

【產地】以童便合石膏煉成者。綱目人部。

【禁忌】煎煉失道。多服誤服。反生燥渴之患。

△秋海棠葉

【性味】味酸。性寒。無毒。（或曰有毒）

【功用】生津澤肌。潤肉。（和蜜搽面能益唇色。如塗朱然）殺蟲。治癬疾。（擦之）

【產地】爲多年生草。多栽植於庭園。綱目隰草類。

【形態】性喜背陰而生。秋開嬌艷之粉紅花。其葉梗與花均可療疾。

▲紅花

古名紅藍花。又名番紅花。藏紅花。附胭脂。子。葉。

【性味】味辛。性溫。無毒。

【功用】破瘀血。活血潤燥。消腫止痛。治經閉便難。胎死腹中。產後血暈口噤。喉痺不通。痘瘡血滯。

【產地】處處有之。亦可種於園圃。爲二年生植物。花色紅。故名。產新疆者。曰番紅花。產西藏者。曰藏紅花。綱目隰草類。

【禁忌】過用能使血行不止而斃。酒噴微焙。

【附錄】

【胭脂】活血解痘毒。敷痘疔。

【子】功與花同。

【葉】搗塗遊腫。

▲紅麴

【性味】味甘。性溫。無毒。

【功用】色赤入營而破血活血。燥胃消食。治赤白下痢。跌打損傷。產後惡露不盡。

【產地】以粳米合麴母釀製而成。紅入米心。陳久者良。綱目穀類。

【禁忌】胃氣枯燥而有熱者勿用。

▲胡瓜

一名黃瓜。附根。

【性味】味甘性寒。有小毒。

【功用】清熱解渴利水道。

【產地】處處有之多種於田野。綱目蓏菜類。

【附錄】

【根】擣敷狐刺腫毒。

△胡麻

一名脂麻。一名巨勝子。 附麻油。 壁蝨胡麻。

【性味】味甘。性平。無毒。

【功用】益肝腎。潤五臟。塡精髓。堅筋骨。明耳目。耐饑渴。烏鬚髮。利大小腸。療風淫癱瘓。涼血解毒。

【產地】昔從胡來。故名。今處處有之。有黑黃白三種。皮肉俱黑者良。九蒸九晒。可以服食。綱目穀類。

【禁忌】服之令人腸滑。精氣不固者。亦不宜食。

【附錄】

【麻油】療瘡。滑胎。熬膏多用之。

【壁蝨胡麻】一名亞麻。甘微溫。治大瘋瘡癬。

△胡蘿蔔

附子。

【性味】味甘。性平。無毒。

【功用】寬中下氣。散腸胃滯氣。

【產地】元時始自胡地來。有黃赤二種。今產我國北方。綱目葷菜類。

【附錄】

【子】似蒔蘿。可和食料。治時痢。

△胡荽

俗名香菜。又名芫荽。

【性味】味辛。性溫。無毒。

【功用】王消穀。止頭痛。通小腹氣及心竅。利大小腸。其香竄鼻。一切不正之氣。痧疹痘瘡不出。煎酒噴之。

【產地】處處有之。綱目葷菜類。

【禁忌】久食損人精神。令人多忘。病人食之脚輭。

▲胡黃連

【性味】味苦。性寒。無毒。

【功用】治小兒潮熱。五疳等證。解吃煙毒。

【產地】出波斯國。今秦隴南海亦有之。心黑外黃。折之塵出如煙者。乃爲眞也。其禁忌畏惡俱同黃連。綱目山草類。

▲胡桃

【性味】味甘。性熱。無毒。

【功用】肉潤皮濇。通命門。利三焦。潤腸胃。悅肌膚。溫肺補腎。治痿強陰。佐補骨脂。大補下焦。三焦通利。故上而虛寒喘嗽。下而腰脚虛痛。內而心腹諸痛。外而瘡腫諸毒。皆可除也。

【產地】產陝西河南等地。綱目山果類。

【禁忌】動風痰。助腎火。肺有痰熱。命門火熾者。勿服。

【雜論】殼外青皮。壓油烏髭鬚。

▲胡桐淚

【性味】味苦。性大寒。無毒。

【功用】能殺蟲。軟堅除熱。治咽喉熱痛。齒䘌風疳。骨槽。結核。瘰癧。

【產地】產甘肅省。綱目香木類。

【形態】乃胡桐脂入土。得斥鹵之氣。結成如小石片。名石淚。入藥最勝。木淚及樹脂流出者。其狀如膏油不堪用。

【禁忌】切勿多服令吐無休。

▲胡盧巴

【性味】味甘性溫無毒。

【功用】暖丹田壯元陽治腎臟虛冷陽氣不能歸元瘕疝冷氣寒濕脚氣。

【產地】出嶺南者良或云是番萊菔子淘淨洒浸暴或蒸或炒綱目隰草類。

【禁忌】相火熾盛陰血虧少者禁之。

▲胡椒　附蓽澄茄。

【性味】味辛性大熱無毒（或作有毒）

【功用】溫中下氣快膈消痰治寒痰食積腸滑冷痢陰痛胃寒吐水牙齒浮熱作痛殺一切魚肉鱉蕈毒。

【產地】產我國南部溫熱之地莖蔓生實入藥綱目味果類。

【禁忌】世人因其快膈嗜之者衆然損肺走氣動火動血損齒昏目發瘡痔臟毒必陰氣至足者方可用。

【附錄】

【蓽澄茄】即胡椒之大者乃一類二種主治略同。另見專條。

▲苦丁茶　又名角刺茶。

【性味】味甘苦性寒無毒。

【功用】散肝風清頭目治血旺多子涼子宮使絕孕。

【產地】產安徽綱目木類。

【製法】以安徽歙縣之茶葉加苦丁葉焙製而成。
【禁忌】血氣虛者不宜用之。

▲苦瓜

【性味】味苦。性寒。無毒。
【功用】除邪熱。解勞乏。
【產地】產廣東福建等地。綱目蓏菜類。

▲苦菜

【性味】味苦性寒。無毒。
【功用】主明目除熱。治癰瘡。黃疸。調經。去邪氣。
【產地】凌冬不死。處處有之。綱目柔滑菜類。
【禁忌】脾胃虛寒之人。不可食之。亦不可共蜜食。

▲苦草

【性味】味苦。性溫。無毒。
【功用】治嗜食乾茶面黃。（研末和炒芝麻乾嚼）婦女白帶。產後惡露。（煎湯服）
【產地】生湖澤中。綱目水草類。
【形態】長二三尺。狀如茅蒲。
【雜論】此物香竄。善理氣中之血。入足厥陰肝經。爲逐婦人產後惡露之良品。但味苦伐胃氣竄傷腦。質弱者服之減食作瀉。過服則晚年多患頭風。且性而傷血。婦人經血後同酒服之。則永不受妊。

▲苦參

【性味】味苦。性寒。無毒。
【功用】消癰解毒。明目止淚。治夢遺滑精。熱痢血痢。腸風瀉血。溺赤黃疸。又能祛風殺蟲。治大風。

疥癩。眉脫。又能解酒毒。

【產地】河南四川及各處山野田畔濕地。均產之。綱目山草類。

【形態】根黃白色類牛蒡。

【禁忌】肝腎虛而無熱者忌。元參爲使。惡貝母菟絲漏蘆。反藜蘆。

△苦楝子　一名金鈴子。

【性味】味苦。性寒。有小毒。

【功用】能導小腸膀胱之熱。因引心包相火下行。通利小便。爲疝氣要藥。亦治傷寒熱狂。熱厥腹痛。療瘡疥。殺三蟲。川產良。酒蒸。待皮軟。寒因熱用。刮去皮取肉去核。凡使肉不使核。使核不使肉。如使核搥碎。

【產地】四川及他省多產之。綱目喬木類。

【禁忌】苦寒止宜於殺蟲。脾胃虛寒者大忌。茴香爲使。

【雜論】花舖席下。殺蚤蝨驗。

△茄子　一名落蘇。　附茄根。

【性味】味甘。性寒。無毒。

【功用】散血寬腸。動風發病。

【產地】處處有之。綱目蓏菜類。

【附錄】

【茄根】散血消腫。煮汁漬凍瘡。

△茉莉花　附根。

【性味】味辛。性熱。無毒。

【功用】蒸油取液。作面脂。澤膚長髮。潤燥香肌。亦入茗湯。以其無毒也。

【產地】茉莉原出波斯。移植南海。今我國俱栽蒔之。臺灣所栽者最佳。福州者次之。贛州者又次之。綱目芳草類。

【附　錄】

【根】辛熱有毒。主治以酒磨一寸服。則昏迷一日乃醒。二寸二日。三寸三日。凡跌損骨節脫臼接骨者用此。亦不知痛也。

▲苜蓿根

【性味】性寒無毒。

【功用】治熱病煩滿。目黃赤。小便黃。黃疸。沙石淋痛。(搗汁煎服)

【產地】原野自生草。別錄上品。菜類。

【形態】一年可三刈。葉色碧可愛。花小色黃。形似蝶。

▲韭

附韭子。

【性味】味辛微酸。性溫。無毒。

【功用】溫脾益胃。止瀉痢而散逆冷。助腎補陽。固精氣而煖腰膝。散瘀血。逐停痰。入血分而行氣。治吐衄損傷。一切血病。噎膈反胃。胃脘痛。解藥毒食毒。狂犬蛇蟲毒。

【產地】處處有之。綱目菜類。

【禁忌】多食神昏目暗。忌蜜。

【附　錄】

【韭子】辛甘而溫。補肝腎。助命門。煖腰膝。治筋痿。遺尿洩精。溺血白帶白淫。下部有火而陰氣不固者。勿服。

▲砂仁

卽縮砂密。

【性味】味辛。性溫。無毒。
【功用】和胃醒脾。快氣調中。通行結滯。治腹痛痞脹。霍亂轉筋。噎膈嘔吐。上氣欬嗽。奔豚崩帶。赤白瀉痢。祛痰逐冷。消食醒酒。止痛安胎。散咽喉口齒浮熱。化銅鐵骨硬。
【產地】出嶺南。炒去衣研。綱目芳草類。
【禁忌】辛竄性燥。血虛火炎者勿用。胎婦多服耗氣。必致難產。

△砒石

信石。砒霜。

【性味】味辛苦酸。性大熱。有大毒。
【功用】顓能燥痰。可作吐藥。療痰在胸膈。除哮截瘧。今方伎家每用幾厘。常見捷效。而害人者亦不少。外用蝕敗肉。殺蟲枯痔。
【產地】信州。故又名信石。而又隱信字爲人言。衡州次之。砒霜尤烈。（生者名砒黃。鍊者名砒霜。）綱目石類。
【禁忌】畏羊血冷水菉豆。

△孩兒茶

【性味】味苦澁。性微寒。無毒。
【功用】清上膈熱。化痰生津。止血收濕。定痛生肌。塗金瘡口疳。（硼砂等分）陰疳痔腫。
【產地】出南番。以細茶末納竹筒埋土中。日久取出。搗汁熬成。塊小潤澤者上。大而枯者次之。綱目土類。

△胖大海

【性味】味甘淡。無毒。
【功用】去暑。下食消毒。治勞傷吐衄。風火牙疼。時行赤眼。乾欬無痰。骨蒸勞熱。蟲積下血。三焦火證。一切熱疾。

【產地】產安南大洞山中。喜生陰地。綱目夷果類。

【形態】形如乾青果。皮色黑黃。起縐紋。以水泡之。則層層漲大。如浮藻然。

【雜論】此物性純陰。善能治六經之火。凡火閉痘證。服之立起。功用甚多。

△禹餘糧

【性味】味甘濇。性平。無毒。

【功用】治欬逆下痢。血閉癥瘕。血崩。能固下。

【產地】產於山島或池澤。乃石中黃粉。無砂者佳。綱目石類。

【雜論】李先知活人書括云。下焦有病人難會。須用餘糧赤石脂。又能催生。

△食鹽

【性味】味鹹。性寒。無毒。

【功用】鹹寒潤下。故通大小便。治目赤癰腫。血熱。補心虛。堅筋骨。又治痰飲喘逆。結核積聚。涌吐醒酒。解毒殺蟲。定痛止癢。洗目去風。

【產地】產近海及鹽澤地方。綱目鹵石類。

【禁忌】凡痰嗽哮證。血病消渴。及水脹。俱大忌。或引痰生。或凝血脈。或助水邪。或損顏色。或傷筋力。故西北人不耐鹹。少病多壽。東南人嗜鹹。少壽多病。

△香附 一名莎草根。

【性味】味甘辛。微苦。性微寒。氣香。無毒。

【功用】宣調氣解鬱。治多怒多憂。痰飲積聚。痞滿腹脹。霍亂吐瀉。癥瘕疝瘕。吐血便血。崩中帶下。月候不調。諸種氣痛。胎產百病。

【產地】生田野路旁。海濱尤多。產金華者良。綱目芳草類。

【製法】生則上行胸膈。外達皮膚。熟則下走肝腎。旁徹腰膝。童便浸炒。鹽水浸炒。則入血分。青鹽炒則入腎。酒浸炒則行經絡。醋浸炒則消積聚。且斂其散。蜜水炒制其燥性。薑汁炒則化痰飲。炒黑又能止血。

【禁忌】苦燥而能耗血散氣。忌鐵。

▲香蕈　附松蕈。蘑菰。

【性味】味甘。性平。無毒。

【功用】破血治風。益氣。利腸胃。

【產地】多寄生桐柳枳椇等木上。種類甚多。處處有之。綱目芝耳類。

【附　錄】

【松蕈】治溲濁不禁。

【蘑菰】味甘。性寒。無毒。主益腸胃。化痰理氣。

▲香薷

【性味】味辛。性溫。無毒。

【功用】爲清暑之主藥。肺氣清則小便行而熱降。治嘔逆水腫。脚氣口氣。單服治霍亂轉筋。

【產地】多生山野。處處有之。葉入藥。氣味香。綱目芳草類。

【禁忌】香薷乃夏月解表之品。無表邪者戒之。陳者良。

▲香欒

【性味】味苦甘酸辛。性平。無毒。

【功用】下氣消食。快膈化痰。解酒毒。治飲酒人口氣。去腸胃中惡氣。散憤懣之氣。療妊婦不思食口淡。愈痰氣欬嗽。

【雜論】文旦之皮裏作淡紅色者。或謂此柚之屬也。其黃而小者者爲密筩。其大者謂之朱欒。最大者謂之香欒。今人誤稱爲香圓。不知香圓卽佛手柑也。香欒夏初生白花。六月成實。至冬黃熟。今人於六七月間採其小實。晒乾。至十月爲枳實枳殼。

【禁忌】能去濁惡之氣。無滯而虛者禁之。孕婦氣虛者勿與。

▲香櫞　一名佛手柑。古名枸櫞。

【性味】味辛苦酸。性溫。無毒。

【功用】理上焦之氣而止嘔。進中州之食而健脾。除心頭痰水。治痰氣咳嗽。心下氣痛。

【產地】產福建廣東。江南亦有之。陳久者良。根葉功用略同。綱目山果類。

【禁忌】性雖中和。單用多用。亦損正氣。須與參朮並行。乃有相成之益爾。

▲卷柏　俗名萬年松。

【性味】味辛。性平。無毒。

【功用】生用辛平。破血通經。治癥瘕淋結。炙用辛溫。止血。治腸風脫肛。

【產地】生石上。卷攣如雞足。俗名萬年松。鹽水煮半日。井水煮半日。焙。綱目苔類。

▲降眞香

【性味】味辛。性温無毒。
【功用】辟惡氣怪異。療傷折金瘡。止血定痛。生肌消腫。忌同檀香。
【產地】產蘇門答臘及南方諸省。綱目香木類。

▲烏木

【性味】味甘鹹。味平無毒。
【功用】解諸毒及霍亂吐利。(取屑研末温酒服。)
【產地】產熱帶地方。綱目喬木類。
【形態】葉長橢圓形。花淡黃色。其木體堅重。入水即沉。老者色純黑。可製箸及煙管等物。

▲烏骨雞

【性味】味甘。性平。無毒。
【功用】能益肝腎。退熱補虛。治虛勞消渴。下痢噤口。帶下崩中。肝腎血分之病。
【產地】處處有之。以骨肉俱黑者良。舌黑者骨肉俱黑。男用雄。女用雌。綱目原禽類。

▲烏柏木根皮 附柏油。

【性味】味苦。性涼(或作温)無毒。
【功用】性沉而降。利水通腸。功勝大戟。療疔腫。解砒毒鹽鼩痰喘。
【產地】處處有之。爲落葉亞喬木。綱目喬木類。
【禁忌】極能瀉下。稍虛者忌。

【附錄】

【柏油】塗一切腫毒瘡疥。蟲瘡。舊絹作衣。化油塗之。即著此衣。次日蟲出油上。爐之有聲。

▲烏稍蛇

【性味】味甘。性平。無毒。(或作有小毒)

【功用】宣祛風濕。主諸風頑痺皮膚不仁。治風搔癮疹疥癬。皮肌生癩。眉髭脫落。功同白花蛇而力稍緩。

【產地】產西南諸省。以尾細者爲佳。綱目蛇類。

▲烏梅　附白梅。根葉。

【性味】味酸澀。性溫。無毒。

【功用】爲脾肺血分之果。澀腸歛肺。止血涌痰。消腫解毒。生津止渴。醒酒殺蟲。治久嗽瀉痢。瘴瘧霍亂。吐逆反胃。下血血崩。安蚘厥。去黑痣。蝕惡肉。

【產地】產安吉者肉厚多脂。最佳。綱目五果類。

【形態】青梅薰黑爲烏梅。

【禁忌】病有當發表者。大忌酸收。誤食必爲害。

【附錄】

【白梅】酸澀鹹平。功用略同烏梅。治痰厥僵仆。牙關緊閉。驚癇喉痺。梅核膈氣。敷乳癰腫毒。刺入肉中。刀箭傷膚。多食損齒傷筋。鹽漬爲白梅。

【根葉】治休息痢及霍亂。煮濃汁飲之。

▲烏藥

【性味】味辛。性溫。氣香。無毒。

【功用】能疏胸腹邪逆之氣。一切病之屬氣者皆可治。氣順則風散。故用以治中氣中風。膀胱冷。小便頻數。白濁反胃吐食。宿食不消。瀉痢霍亂。女人血凝氣滯。小兒蚘蛔。外如瘡癤疥癘。皆成於血逆。理氣亦可治。猘猫犬百病。

【產地】產兩廣及江浙湖南等地。綱目香木類。

【形態】氣血虛而內熱者勿服。

【禁忌】根有車轂紋。形如連珠者良。酒浸一宿。炒。子實如鈴。故名。去筋膜用之。
亦有煅研用者。

△烏蘞莓

【性味】味酸苦。性寒。無毒。
【功用】治癰瘡腫毒。內服外敷。均可。
【產地】產山野平澤。綱目蔓草類。
【形態】似葡萄藤。其莖每節皆有卷鬚。根入藥。

△馬兜鈴 附土青木香。

【性味】味苦辛。性寒。無毒。
【功用】能清肺熱。降肺氣。治痰嗽喘促。血痔瘻瘡。肺大腸經熱。亦可吐蠱。
【產地】處處有之。多生於原野路旁。綱目蔓草類。
【態形】春生蔓莖。纏繞樹木而上。根微香而葉臭。子實如鈴。故名。去筋膜用之。
【禁忌】肺虛挾寒者。畏之如螫。

【附錄】

【根名土青木香】塗諸毒熱腫。

△馬勃

【性味】味辛。性平。無毒。
【功用】清肺解熱。散血止嗽。治喉痺咽痛。鼻衄失音。外用敷諸瘡良。
【產地】生濕地朽木上。狀如肺肝。紫色虛軟。彈之粉出。取粉。綱目苔草類。

△馬齒莧 附子。

【性味】味酸。性寒。無毒。
【功用】散血解毒。祛風殺蟲。治諸淋疳痢。血癖惡瘡。小兒丹毒。利腸滑產。

【產地】生於田野。處處有之。綱目柔滑菜類。

【形態】葉如馬齒。有小大二種。小者入藥。

【禁忌】忌與鱉同食。

【附錄】

【子】明目。治靑盲及目中出淚或出膿。

▲馬蘭

【性味】味辛。性涼。無毒。

【功用】主破血。淸熱。瘧痢鼻衄痔瘡。

【產地】爲草本植物。處處有之。綱目芳草類。

【雜論】喉痺口緊。馬蘭根葉搗汁入米醋少許。滴鼻孔。或灌喉中。取其痰自然開也。

▲馬鞭

【性味】味苦。性微寒。無毒。

【功用】破血通經。殺蟲消脹。治氣血癥瘕。下部䘌瘡。陰腫。發背。癰疽。楊梅毒氣。蠲以驅逐爲長。瘡證久而虛者。斟酌用之。

【產地】處處有之。綱目隰草類。

【形態】爲多年生草本植物。產於澤野下地甚多。春月生苗。方莖。葉似益母。對生。夏秋開細紫花。作穗如車前穗。其子如蓬蒿子而細。根白而小。用苗葉。

【雜論】集驗方。男子陰囊腫大如升。核痛。人所不能治。馬鞭草搗塗之。

▲飛廉根

【性味】味苦。性平。無毒。

【功用】治頭風旋暈。頭眩頂重。風邪欬嗽。骨節熱。

皮間邪風。脛重痠疼。濕痺。婦人乳難。小兒疳痢。（爲散水漿服）癧疽痔瘡。久服益氣明目。輕身延年。

【產地】有二種。一生平澤中。一生山嶺上。綱目隰草類。

【製法】先刮去粗皮。杵細。以苦酒拌一夜。漉出晒乾細杵用。

【禁忌】得烏頭良。惡麻黃。

△玳瑁

【性味】味甘。性寒。無毒。

【功用】鎮心神。行氣血。解毒。清熱。治痘毒。消癰毒。解百藥毒。傷寒熱結。小兒急驚。及痘瘡黑陷。

【產地】產我國南部之海洋中。甲與肉皆可入藥。綱目介類。

【禁忌】忌經湯火。同犀角紫草。發痘毒良。

△珊瑚

【性味】味甘。性平。無毒。

【功用】鎮驚安神。能治目翳。

【產地】產我國之南海。綱目玉類。

【禁忌】質堅。不宜爲末久服。

十畫

△夏枯草

【性味】味辛苦。性微寒。無毒。

【功用】緩肝火。解內熱。散結氣。治瘰癧鼠瘻。癭瘤癥堅。乳癰乳巖。目珠夜痛。

【產地】生原野。處處有之。以產四川者良。綱目隰草類。

【雜論】冬至後生。夏至而枯。故名。此草熬膏久服。治瘰癧有實效。

▲倚待草

【性味】味甘。性溫。無毒。

【功用】治血氣虛勞。腰膝疼弱。風緩羸瘦。顏色枯槁。絕陽無子。婦人老血。

【產地】生山谷中。綱目雜草類。

【形態】高二三尺。葉圓形。

【雜論】此藥治病極速。故有倚待之名。

▲徐長卿

【性味】味辛。性溫。無毒。（或作有毒）

【功用】主辟邪惡。益精氣。強腰脚。增膂力。殺蠱毒。治疫疾瘟瘧。邪氣中惡。久服輕身延年。

【產地】生山東陝西甘肅。綱目山草類。

【形態】根橫生。似細辛。微粗長。古有徐長卿。常以此治邪病。故名。

▲原蠶砂

【性味】味辛甘。性溫。無毒。

【功用】炒黃浸酒。治風濕爲病。支節不隨。皮膚頑痺。腰脚冷痛。冷血瘀血。炒熟熨患處亦良。麻油調敷。治爛弦風眼。

【產地】卽二蠶矢也。淘淨曬乾。處處有之。綱目卵生類。

【雜論】原雄蠶蛾。氣熱。性淫。主固精強陽。

▲羌活

【性味】味辛苦。性溫。無毒。

【功用】氣雄而散。味薄上升。理遊風。瀉肝氣。搜肝風。治風濕相搏。頭痛。督脈爲病。脊強而厥。剛痙柔痙。中風不語。頭旋目赤。散肌表八風之邪。利周身百節之痛。爲卻亂反正之主藥。

【產地】產川陝甘肅。以古時產西羌。故名。綱目山草類。

【形態】即獨活之色紫節密而氣猛烈者。

【禁忌】若血虛頭痛。遍身痛者。此屬內證。禁用。

桂枝

附木犀花。桂葉。

【性味】味辛甘。性溫。無毒。

【功用】溫經通脈。發汗解肌。治傷風頭痛。傷寒自汗。調和營衛。使邪從汗出而汗自止。亦治手足痛風脇風。

【產地】產雲南兩廣等地。綱目香木類。

【禁忌】桂枝偏陽。陰虛之人。一切血證。不可誤投。

【附錄】

【木犀花】辛溫。同百藥煎孩兒茶。作餻餅。噙生津辟臭化痰。治風蟲牙痛。同麻油蒸熟。潤髮及作面脂。

【桂葉】搗碎浸水。洗髮。去垢除風。

桔梗

【性味】味苦辛。性微溫。無毒。

【功用】開提氣血。表散寒邪。清利頭目咽喉。開胸膈滯氣。凡痰壅喘促。鼻塞目赤。喉痺咽痛。齒痛口瘡。肺癰乾欬。胸膈刺痛。腹痛腸鳴。並宜苦梗以開之。爲諸藥舟楫。載之上浮。能引苦泄峻下之劑。至於至高之分成功。

【產地】自生山中向陽之地。處處有之。綱目山草類。

【形態】葉似沙參。根亦相似而較白。

【禁忌】去浮皮。泔浸微炒。畏龍膽白芨。忌豬肉。

【雜論】本經桔梗一名薺苨。蓋桔梗薺苨乃一類有甜苦二種。別錄始分薺苨條。

▲括蔞仁　俗作瓜蔞。

【性味】味甘苦。性寒。無毒。

【功用】補肺潤下。能淸上焦之火。使痰氣下降。爲治嗽要藥。又能瀉滌胸中鬱熱垢膩。生津止渴。淸咽利腸。通乳消腫。治結胸胸痺。酒黃熱痢。二便不通。炒香酒服。止一切血。

【產地】產陝西者良。他處亦有之。爲山野自生之蔓草。根名天花粉（另見專條）實名瓜蔞。實皮名瓜蔞皮。中含之仁。曰瓜蔞仁。俱入藥。綱目蔓草類。

【禁忌】寒胃滑腸。胃虛食少。脾虛泄瀉。勿投。枸杞爲使。畏牛膝乾漆。惡乾姜。反烏頭。

▲桃仁　附桃花。桃葉。桃子。桃梟。

【性味】味苦甘。性平。無毒。

【功用】破血潤燥。通大腸血秘。治熱入血室。血燥血瘀。損傷積血。血痢經閉。欬逆上氣。皮膚燥癢。發熱如狂。

【產地】處處有之。產河南陝西者良。綱目五果類。

【禁忌】若非血瘀而誤用之。大傷陰氣。泡去皮尖。炒研碎。雙仁者有毒。不可用。香附爲使。

【附　錄】

【桃花】苦平下宿水。除痰飲。消積聚。利二便。療風狂。以攻決爲用。但可施於氣實有餘之證。若無故而因除百病。美顏色諸謬說而服之。爲害不小。

【桃葉】苦平。殺蟲發汗。采嫩者名桃心。入藥尤勝。

【桃子】辛酸甘熱微毒。多食令人有熱。生癰癤。

【桃梟】即桃子經冬不落者。苦微溫有小毒。辟邪祛祟。

▲桑蟲

古名桑蠹蟲。又名桑蝎。

【性味】味甘。性溫。無毒。（或作有毒。）

【功用】祛風。治障翳瘀腫。小兒驚風。口瘡風疳。婦人崩中。漏下赤白。墮胎下血。產後下痢。今人多用以發痘。

【產地】桑蟲即桑之蠹蟲。俱燒存性。研末酒調。綱目他生類。

▲桑螵蛸

【性味】味甘鹹。性平。無毒。

【功用】益精氣而固腎。治虛損陰痿。夢遺白濁。血崩腰痛。傷中疝瘕。通五淋。縮小便。炙飼小兒止夜尿。

【產地】處處有之。即螳螂卵也。須用桑樹上者。炙黃或醋煮湯泡煨用。或蒸透再焙。綱目卵生類。

【禁忌】畏旋覆花。

▲桑柴火

附櫟火。烰炭火。

【功用】主治癰疽發背不起。瘀肉不腐。及陰瘡瘰癧。流注臁瘡頑瘡。然火吹滅。日炙二次。未潰拔毒止痛。已潰補接陽氣。去腐生肌。凡一切補藥諸膏。宜此火煎之。但不可點艾。傷肌。

【雜論】時珍曰。桑木能利關節。養津液。得火則拔引毒氣。祛逐風寒。所以能去腐生新也。

【附錄】

【櫟火】宜煆鍊一切金石藥。

【烰炭火】宜烹煎炙焙百藥丸散。

▲桑根白皮　附乾桑枝。乾桑葉。乾桑葚。

【性味】味甘辛。性寒。無毒。

【功用】瀉肺火。利二便。散瘀血。下氣行水。止嗽清痰。治肺熱喘滿。唾血熱渴。水腫臚脹。

【產地】處處有之。或生用。或蜜炙。綱目灌木類。

【禁忌】肺虛無火。及因風寒而嗽者勿服。續斷桂心爲使。忌鐵。

【附錄】

【乾桑枝】苦平。通關節。行津液。祛風利水。治風寒濕痺諸痛。水氣脚氣。

【乾桑葉】苦甘而涼。滋燥涼血。止血。去風。長髮明目。代茶止消渴。末服止盜汗。用經霜者。

【乾桑葚】甘酸而温。色黑入腎而補水。利五臟關節。安魂鎮神。聰耳明目。生津止渴。利水消腫。解酒烏鬚。不可多食。多食致衄。

▲桑寄生

【性味】味苦。性平。無毒。

【功用】苦堅腎。助筋骨而固齒長髮。甘益血。止崩漏而下乳安胎。舒經絡而利關節。和血脈而除痺痛。外科散瘡瘍。追風濕。

【產地】海外深山地暖不蠶。桑無採捋之苦。氣化濃密。自然生出。有言鳥啣他子遺樹而生者非也。他樹有寄生。恐反有害。莖葉並用。綱目寓木類。

▲柴胡　又名茈胡。附苗。銀州柴胡。

【性味】味苦。性微寒。無毒。

【功用】主陽氣下陷。能引清氣上行。而平少陽厥陰之邪熱。宣暢氣血。散結調經。爲足少陽膽經表藥。治傷寒邪熱。痰熱結實。心下煩熱。諸瘧寒熱。頭眩嘔吐。目赤胸痞脇痛。口苦耳聾。熱入血室。胎前產後諸熱。小兒痘疹。能散十二經瘡疽。血凝氣滯。功同連翹。

【產地】產關東陝西各地。今處處有之。綱目山草類。

【禁忌】陰虛火炎氣升者。禁用。前胡半夏爲使。惡皂角。

【附錄】

【苗】主治卒聾。擣汁頻滴之。

【銀州柴胡】治虛勞肌熱骨蒸勞瘧。熱從髓出。小兒五疳羸熱。

△栗

【性味】性溫。無毒。

【功用】厚腸胃。補腎氣。

【產地】以產山東河北者爲勝。綱目五果類。

【禁忌】小兒不可多食。生則難化。熟則滯氣。

△浮小麥 附麥麩。麥奴。

【性味】味鹹。性涼。無毒。

【功用】止虛汗盜汗勞熱骨蒸。

【產地】處處有之。卽麥之體輕能浮於水者。綱目穀類。

【附錄】

【麥麩】甘寒與浮麥同性。醋拌蒸熨腰脚折傷風寒痺痛。寒濕氣。胃腹滯氣。互易至汗出並良。

【麥奴】麥穗將熟。上有黑黴。治陽毒溫毒。熱極發狂。大渴及溫瘧。

▲流水

卽千里水。東流水。甘爛水。附逆流水。

【性味】味甘。性平。無毒。

【功用】主五勞七傷。腎虛脾弱。陽盛陰虛。目不能瞑。及霍亂吐利。傷寒後欲作奔豚。

【雜論】時珍曰。天下之水。滅火濡枯則同。至於性從地變。質隨物遷。未嘗同也。

【附錄】

【逆流水】性逆而倒上。治中風卒厥。頭風瘧疾。咽喉諸病。宣吐痰飲。

▲酒

附燒酒。

【性味】味甘苦辛。性大熱。有毒。

【功用】通行一身之表。引藥至極高之分。熱飲傷肺。溫飲和中。少飲則和血行氣。壯神禦寒。辟邪逐穢。煖水臟。行藥勢。

【產地】種類甚多。處處有之。通常用米製成。綱目造釀類。

【禁忌】過飲則傷神耗血。損胃爍精。動火生痰。發怒助慾。致生濕熱諸病。畏綠豆粉枳椇子葛花鹹鹵。

【附錄】

【燒酒】散寒破結。損人尤甚。

▲海牛

【性味】味鹹。性溫。無毒。

【功用】益腎。固精。興陽。

【產地】產東海中。綱目介類。

【形態】頭有角如牛。故名。其角硬。尖銳有紋。身蒼色有龜背紋。腹黃白色有筋頂花顛魚尾。

▲海石 一名浮石。

【性味】味鹹。性寒。（或作平）無毒。

【功用】止嗽止渴。通淋。化上焦老痰。消癭瘤結核。

【產地】此爲細沙與水沫日久結成海中者。味鹹更良。綱目石類。

【禁忌】多服損人血氣。

▲海苔

【性味】味鹹。性寒。無毒。

【功用】軟堅消癭瘤結氣。治霍亂嘔吐不止。心腹煩悶。癭瘤痔疾。手背腫痛。解丹石毒。

【產地】苔之生於海中者。綱目苔類。

【形態】長尺餘。葉如韭。

▲海桐皮

【性味】味苦。性平。無毒。

【功用】祛風去濕。殺蟲。能行經絡。達病所。治風躄頑痺。腰膝疼痛。疳䘌牙蟲。疥癬目赤。

【產地】爲落葉喬木。乃桐之一種。出廣南。皮白堅韌。作索不爛。綱目喬木類。

【禁忌】腰膝痛非風濕者不宜。

▲海金沙

【性味】味甘。性寒。無毒。

【功用】除小腸膀胱血分溼熱。治腫滿五淋莖痛。得梔子牙硝蓬砂。治傷風熱狂。唯熱在太陽經血分者宜之。

【產地】爲山野多年生之羊齒類植物。產黔中及河南。收暴日中小乾。以紙襯之。以杖擊之。有細砂落紙上。且暴且擊。以盡爲度。綱目隰草類。

△海松子

【性味】味甘。性溫。無毒。

【功用】潤肺開胃。散水氣。除諸風。治肺燥咳嗽。大便虛秘。便溏精滑者勿與。有濕痰者亦禁。

【產地】產關東及河北等處。綱目夷果類。

△海參

【性味】味甘鹹。性溫。無毒。

【功用】補腎益精。壯陽療痿。

【產地】遼海產良。有刺者名刺參。無刺者名光參。綱目無鱗類。

△海粉

【性味】味甘鹹。性寒。無毒。

【功用】清堅頑熱痰。消癭瘤積塊。治熱煩。養陰氣。

【產地】產海濱。綱目介類。

【形態】爲蛤類之殼。經海水磨礪。漂集海邊泥水中。細小如棋子。光潤瑩淨。

△海螄

【性味】味鹹。性寒。無毒。

【功用】瀉熱。治瘰癧結核。胸中鬱悶不舒。

【產地】比螺螄身細而長。殼有旋紋六七屈。頭上有靨。初春蜒起。矴海崖石壁。海人設網於下。一掠而取。綱目蛤蚌類。

【雜論】其肉味甚美。以椒鹽酒製食尤佳。其殼置糞桶中。可避蛆蟲。

△海藻 附海帶。

【性味】味苦鹹。性寒。無毒。

【功用】苦能洩結。鹹能輭堅。寒能滌熱。消瘰癧結核。癥瘕陰癀之堅聚。及痰飲脚氣水腫癭瘤之濕熱。去宿食。消五膈。

【產地】產膠州。有大葉馬尾二種。亦作海菜食。洗去鹹水。此爲藻之產於海中者。種類頗多。入藥用馬尾藻。綱目水草類。

【禁忌】脾寒有濕者。勿服。反甘草。東垣治瘰癧馬刀。海藻甘草並用。蓋激之以潰堅也。

【附錄】

【海帶】下水消癭。功同海藻。似海藻而粗。柔韌而長。

△海螵蛸 一名烏賊骨。亦名墨魚。附肉。

【性味】味鹹。性微溫。無毒。

【功用】通血脈。祛寒濕。治血乾。止吐衄。腸風崩漏。瀉痢。腹痛。陰蝕腫痛。瘧證疳蟲。目翳淚出。聤耳出膿。厥陰少陰經病。

【產地】產於東海濱。形如革囊。骨及肉入藥。綱目鱗類。

【禁忌】惡附子白芨白蘞。能淡鹽。

【雜論】舌腫出血如泉。蒲黃等分爲細末塗之。跌破出血。烏賊骨末敷。

【附錄】

【肉】酸平。益氣強志。益人。通月經。

△海蛇

【性味】味鹹。性平。無毒。
【功用】瀉消積血。治婦人勞損。積血帶下。小兒風疾。丹毒。湯火傷。
【產地】產於近海。大者徑尺餘。種類甚多。綱目無鱗類。

▲海鰕

【性味】味甘鹹。性平。有小毒。
【功用】祛風殺蟲。治飛尸蚘蟲。口中疳䘌。齲齒頭瘡。去疥癬風瘙濕癢。
【產地】產於海中。綱目無鱗類。
【形態】長二尺餘。皮殼嫩紅。礫鬚鉞鼻。背有斷節。尾有硬鱗。多足而好躍。肉作酢甚美。亦可療疾。
【雜論】同豬肉食。令人多唾。

▲海馬

【性味】味甘。性溫。無毒。
【功用】暖水臟。壯陽道。消瘕瘣。治疔瘡腫毒。婦人產難及血氣痛。時珍曰。雌雄成對。其性溫暖。有交感之義。故產難及陽虛房中方術多用之。如蛤蚧郎君子之功也。
【產地】產於南海。爲硬骨魚之一種。綱目無鱗類。
【形態】雌者黃色。雄者青色。長一二寸至三四寸。自側面視之。頭略如馬。故名。

▲狼牙

【性味】味苦。性寒。有毒。
【功用】治邪熱惡瘡。殺腹臟一切蟲。
【產地】處處有之。綱目毒草類。
【形態】其根黑色。若獸牙。故名。
【禁忌】多用以外洗陰部瘡癢。內服有毒。宜慎之。

△狼把草

【性味】味苦。性平。無毒。

【功用】治寒熱血痢。赤白久痢。積年疳痢。小兒大腹痞滿。丹毒。多年癬疾。(搗末摻之)久服令人髮黑不老。

【產地】生於水田及濕地。綱目隰草類。

【形態】高二三尺。葉有鋸齒。花筒狀。花冠黃色。葉可療疾。

【雜論】此物治痢疾甚良。但婦人不宜用。

△狼尾草

【性味】味甘。性平。無毒。

【功用】令人不飢。(作飯食)

【產地】爲道旁多年生草。綱目穀類。

【形態】高二尺許。莖直立而堅。有小刺毛。葉細長而尖。夏日頂生刺毛。出穗五六寸。花紫色。列爲穗狀花序。

△狼毒

【性味】味辛。性平。有大毒。

【功用】破積聚。治九種心痛。

【產地】產山西陝西等地。綱目毒草類。

【形態】葉似商陸及大黃。莖葉上有毛。其根皮黃肉白。

【禁忌】有毒之藥。用之宜愼。畏蜜陀僧。

△烟

【性味】味辛。性溫。有毒。

【功用】宣陽氣。行經絡。治山嵐瘴氣。寒濕陰邪。辟穢殺蟲。其氣入口。頃刻而周一身。令人通體俱快。用以代酒代茗。終身不厭。故一名相思草。然火氣熏灼。傷身。

【產地】閩中產者最佳。綱目毒草類。

【禁忌】耗血損年。衛生者宜遠之。

▲益智子

【性味】味辛。性熱。無毒。

【功用】補心氣命門之不足。能濇精固氣。又能開發鬱結。使氣宣通。溫中進食。攝唾涎。縮小便。治客寒犯胃。冷氣腹痛。嘔吐泄瀉。泄精崩帶。

【產地】出嶺南。取仁鹽水炒。綱目芳草類。

【形態】其子作多角形。或如棗核。氣芳香似豆蔻。色紅褐。

【禁忌】血燥有熱。因熱而崩帶遺濁者。不可誤入也。

▲益嬭草

【性味】味苦。性平。無毒。

【功用】止血（炙令香浸酒服）治五痔脫肛。

【產地】產浙江永嘉縣。綱目芳草類。

【形態】莖高二三尺。赤色。葉如澤蘭。

▲破故紙 一名補骨脂。

【性味】味辛苦。性大溫。無毒。

【功用】入心包命門。補相火以通君火。暖丹田。壯元陽。縮小便。治虛寒喘嗽。腰膝痠痛。腎冷精流。火虛泄瀉。婦人墮胎。

【產地】出南番者色赤。嶺南者色綠。酒浸蒸用。亦有童便乳浸鹽水炒者。得胡桃胡麻良。綱目芳草類。

【禁忌】陰虛有熱。大便閉結者戒之。

▲神鍼火　附雷火神鍼。

【功用】治心腹冷痛。風寒濕痺。附骨陰疽。凡在筋骨陰痛者。鍼之。火氣直達痛所。甚效。

【雜論】時珍曰。神鍼火者。五月五日取東引桃枝削爲木鍼如錐子。長五六寸。須乾之。用時以綿紙包三五層。襯於患處。將鍼醮麻油點著。吹滅乘熱鍼之。

【附錄】

【雷火神鍼】熟蘄艾葉末二兩。乳香末藥穿山甲硫黃草烏頭川烏頭桃樹皮末各一錢。麝香五分爲末。拌艾。以厚紙裁成條。鋪藥艾於內。緊捲如指大，長三四寸。收貯瓶內。埋地中七日。取出。用時於燈上點着吹滅。隔紙十層。乘熱鍼於患處。熱氣直入。其效更速。並忌冷水。

▲神麴

【性味】味甘辛。性溫。無毒。

【功用】散氣。調中。開胃化水穀。消積滯。治痰逆癥結腹痛瀉痢脹滿翻胃回乳下胎。亦治目病。

【製法】造麴法。五月五日。或六月六日。以白麵百觔。青蒿蒼耳野蓼。各取自然汁三升。杏仁泥赤小豆末。各三升。通和作餅。麻葉或楮葉包罯。如造醬黃法。待生黃衣。晒乾收之陳久者良。研細炒黃。綱目造釀類。

【禁忌】脾陰虛。胃火盛者。勿用。能損胎。

▲秦艽

【性味】味苦辛。性平。無毒。

【功用】燥濕散風。去腸胃之熱。疏肝膽之氣。活血勞筋。治風寒濕痺。通身攣急。潮熱骨蒸。疸黃酒毒。腸風瀉血。口噤牙痛。濕勝風淫之證。利大小便。

【產地】產陝西河北河南等地。綱目山草類。

【形態】生山谷中。根作土黃色。形作羅紋相交。長大黃白左紋者良。

【禁忌】下部虛寒。小便不禁。大便滑者忌用。菖蒲爲便。畏牛乳。

▲秦皮

【性味】味苦。性寒。無毒。

【功用】以其除肝熱而平木。故治目疾。驚癇。風濕諸痺。以其收濇。故治崩帶下痢。苦寒清熱。是其所長。

【產地】產陝西河南等地。綱目喬木類。

【禁忌】大戟爲使。惡吳茱萸。

【雜論】赤眼生翳。水煮秦皮一兩。澄清。日日溫洗。

▲秦椒　俗名花椒。

【性味】味辛苦。性溫。有毒。

【功用】溫中散寒。燥濕除風。下氣殺蟲。治上氣咳嗽。吐逆疝瘕。風濕寒痺。利五臟。去老血。療久痢月閉。腹中冷痛。產後餘疾。惡血痢腹痛。

【產地】產陝西甘肅。今處處有之。綱目味果類。

【禁忌】惡苦蔞防葵畏雄黃。

▲秫　即黃米。

【性味】味甘。性微寒。無毒。

【功用】治肺瘧。陽盛陰虛。夜不得眠。及食鵝鴨成癥。妊娠下黄汁。去寒熱。利大腸。

【產地】產北方。爲色黄形圓之粟粒。綱目穀類。

【雜論】粟米之黏者爲秫。久泄胃弱。黄米炒爲粉。每用數匙。沙糖拌食。良。

▲陳廩米

【性味】味甘淡。性平。無毒。

【功用】可以養胃。煮汁煎藥。亦取其調腸胃。利小便。去濕熱。除煩渴之功。暑月吐瀉。大渴。宜飲之。

【產地】處處有之。卽粳米之久藏色黄者。綱目穀類。

▲茵芋

【性味】味苦。性微温。有毒。

【功用】治風濕拘攣痺痛。

【產地】此爲野生草本植物。綱目毒草類。

【形態】莖高三四尺。色赤。葉似石榴而短厚。夏初開細白花。五月結實。莖葉皆可療疾。

【雜論】時珍曰。古方治風癇有茵芋丸。治風痺有茵芋酒。治產後風有茵芋膏。風濕諸證多用之。茵芋石楠莽草。皆治風妙品。世所罕知。

▲茵陳

【性味】味苦。性微寒。無毒。

【功用】發汗利水。泄濕熱。爲治黄疸之主藥。又治傷寒時疾。狂熱瘴瘧。頭痛頭旋。女人瘕疝。

【產地】生於山野或河岸沙礫之多年生草。綱目隰草類。

【形態】葉狀青蒿而背白。莖葉枯。則由陳莖再生。

故名茵陳。

【雜論】黃疸須分陰黃陽黃。陽黃宜茵陳。陰黃宜溫補。若不用茵陳。多致不救。

▲茜草　一名茹藘。一名血見愁。根可染絳。

【性味】味酸鹹。性寒無毒。

【功用】能行血止血。消瘀通經。治風痺黃疸。崩暈撲損。痔瘻瘡癤。

【產地】生山谷中。爲多年生蔓草。亦可種植。綱目蔓草類。

【形態】根形如圓柱。色紅褐。可染絳色及入藥。

【禁忌】無瘀滯者忌投。忌鐵。

▲茺蔚　即益母草。附茺蔚子。

【性味】味辛微苦。性微寒。無毒。

【功用】消水行血。去瘀生新。調經解毒。治血風血暈。血痛血淋。胎漏產難。崩中帶下。消疔腫乳癰。通二便。

【產地】多生原野及近水處。綱目隰草類。

【禁忌】其性辛散滑利。全無補益。勿以其益母之名而濫用之。瞳神散大者尤忌。

【附錄】

【茺蔚子】調經明目。活血順氣。逐風。治心煩頭痛。胎產崩帶。令人有子。雖曰行中有補。終是滑利之品。非血滯血熱者勿與。瞳神散大均在忌例。微炒。忌鐵。

▲荔枝核　附荔枝殼。花皮根。

【性味】味甘濇。性溫。無毒。

【功用】散滯氣。辟寒邪。治胃脘痛。婦人血氣痛。其實雙結而核肖睾丸。故治癩疝卵腫。有述類象形之義。

【產地】產我國福建廣東等地。綱目夷果類。

【形態】其實肉白多汁。皮暗赤有皺紋。核紫赤光滑。燒存性。皆入藥。

【禁忌】無寒濕滯氣者。勿服。

【附錄】

【荔枝】甘酸熱、解煩渴。止呃逆。多食令人發熱。煩渴。齦腫衄血。病齒及火病人尤忌之。

【殼】發痘瘡。又解荔枝熱。

【花皮根】喉痺腫痛。煎汁含嚥。

▲草果

【性味】味辛。性熱。無毒。

【功用】除痰消食化積。治瘴癘寒瘧。

【產地】產於滇桂。綱目芳草類。

【形態】形如訶子。皮黑厚而稜密。子粗而辛臭。麵裹煨熟。取仁用。

【禁忌】若瘧不由於嵐障氣。不實。邪不盛者。並忌。

▲草豆蔻　又名草寇。

【性味】性辛。性溫。氣香。無毒。

【功用】暖胃健脾。燥濕祛寒。治寒客胃痛。霍亂瀉痢。噎膈反胃。痞滿吐酸。解口臭酒毒魚肉毒。

【產地】產福建廣東及西印度非洲熱帶等地。綱目芳草類。

【形態】根似高良薑。形如龍眼而微長。皮色黃白。薄而稜峻。仁如砂仁。辛香氣和。去膜微炒香。同細辛末含。去口臭。

【禁忌】辛燥犯血。忌陰不足者遠之。

△草決明 一名淸箱子。

【性味】味苦。性微寒。無毒。

【功用】瀉肝。明目。除風熱。治一切目疾蟲疥惡瘡。

【產地】產我國南方熱地之田野。爲草本植物。綱目隰草類。

【形態】莖直立。葉作披鍼形。花淡紅色。類雞冠而穗尖長。莖葉皆入藥。

【禁忌】能動陽火。瞳子散大者。勿服。

△草烏頭

【性味】味辛苦。性大熱。有大毒。

【功用】搜風勝濕。開頑痰。治頑瘡。以毒攻毒。頗勝川烏。然至毒無所釀制。不可輕投。

【產地】野生。狀類川烏。故亦名烏喙。薑汁炒。或豆腐煮。綱目毒草類。

【雜論】十便良方治腰脚冷痛。草烏頭三箇。去皮臍。爲末。醋調貼。須臾痛止。

△茼蒿

【性味】味甘辛。性平。無毒。

【功用】安心。利腸。消痰飲。和脾胃。通二便。

【產地】處處有之。綱目菜類。

【形態】一年生或越年生草。莖高二三尺。葉羽狀深裂。互生。秋開頭狀花。色黃或白。中部爲管狀。結子成球。最易繁茂。

【雜論】此物多食。動風氣。薰人心。令人氣滿。

△茯苓 附亦茯苓。茯苓皮。

【性味】味甘。性平。無毒。

【功用】益脾甯心。淡滲利竅。除濕。色白入肺。瀉熱。而下通膀胱。治憂恚驚悸。心下結痛。寒熱煩滿。口焦舌乾。欬逆嘔噦。膈中痰水。水腫淋瀝。泄瀉遺精。小便結者能通。多者能止。生津止渴。

【產地】產我國雲南及各省山中大松樹下。年久而大者良。綱目寓木類。

【禁忌】功專行水伐腎。小便不禁。虛寒精滑。及陰虧而小便不利者。皆勿妄投。

【附錄】

【赤茯苓】白者入肺膀胱氣分。赤者入心小腸氣分。益心脾白勝。利濕熱赤勝。

【茯苓皮】專能行水。治水腫膚脹。

▲茯神　附茯神心木。

【性味】味甘。性平。無毒。

【功用】開心益智。安魂養神。療心虛驚悸。多恚善忘。

【產地】與茯苓同。此即茯苓抱根生者。綱目寓木類。

【禁忌】茯苓茯神俱惡白蘞。畏地榆秦艽鼈甲雄黃。忌醋。

【附錄】

【茯神心木】名黃松節。療諸筋攣縮。偏風喎斜。心掣健忘。

▲茶

【性味】味苦甘。性微寒。無毒。

【功用】下氣消食。去痰熱。除煩渴。清頭目。醒昏睡。解酒食油膩燒炙之毒。利大小便。止頭痛。愈瘻瘡。

【產地】茶卽茗也。產福建浙江江西安徽湖北雲南等處。他省亦多有之。綱目味果類。

【禁忌】寒胃消脂。酒後飲茶。引入膀胱腎經。患瘕疝水腫。空心尤忌。

【雜論】茶子搗仁洗衣去油膩。

△茭白

一名茭筍。一名菰筍。一名菰菜。

附菰根。彫胡米。

【性味】味甘。性冷。無毒。

【功用】利五臟。去煩熱。除目黃。解酒毒。利二便。治酒皻面赤白癩癧瘍。風熱目赤。

【產地】產水田中。處處有之。綱目水菜類。

【禁忌】滑利而冷。甚不益人。

【 附　錄 】

【根名菰根】冷利甚於蘆根。

【實名彫胡米】歲饑可以當糧。

△荊芥

一名假蘇。

【性味】味辛苦。性溫。氣香。無毒。

【功用】入肝經氣分。兼行血分。其性升浮。能發汗散風濕。利咽喉。清頭目。治傷寒頭痛。中風口噤。身強項直。口面喎斜。目中黑花。其氣溫散。能助脾消食。通利血脈。治吐衂腸風。崩中血痢。產風血運。瘰癧瘡腫。清熱散瘀。破結解毒。爲風病血病瘡家聖藥。

【產地】多生野地。處處有之。連穗用。治血炒黑用。綱目芳草類。

【禁忌】今人但遇風證。概用荊防。不知唯風在皮裏膜外者宜之。若風入骨肉者。須防風。不得混用。反魚蟹河豚鱸肉。

△荊三稜

【性味】味苦。性平。無毒。
【功用】入肝經血分。破血中之氣。散一切血瘀氣結。痞硬食停。老塊堅積。消腫止痛。通乳墮胎。
【產地】生濕地。湖北湖南俱產之。綱目芳草類。
【形態】根黃白色。狀如小芋。
【禁忌】化積必藉氣運。專用伐剋。氣愈不運。積安得去。須輔以健脾補氣爲要。
【雜論】三稜兩半丁香三分。爲末沸湯服一錢。治反胃藥食不下。

△荊瀝

【性味】味甘。性平。無毒。
【功用】除風熱化痰涎。開經絡。行氣血。治中風失音。驚癇痰迷。眩暈煩悶。消渴熱痢。爲去風化痰妙藥。
【產地】荊樹即牡荊。俗名黃荊。綱目灌木類。
【製法】截取牡荊。尺餘架甎上。中間火炙。兩頭承取瀝。
【禁忌】氣虛食少者切戒。
【雜論】延年祕錄云。熱多用竹瀝。寒多用荊瀝。丹溪云。虛痰用竹瀝。實痰用荊瀝。並宜姜汁助送。則不凝滯。

△蚤休　一名重樓金線。

【性味】味苦。性微寒。有毒。
【功用】專理癰疽。除蟲蛇毒。兼療驚癇。
【產地】生深山陰濕之地。處處有之。綱目毒草類。
【禁忌】苦寒之品。中病即止。不宜多用。

△釜臍墨 一名釜煤。

【性味】味辛。性溫。無毒。

【功用】治中惡蠱毒吐血血暈。以酒或水溫服二錢。亦塗金瘡。止血生肌。消食積舌腫喉痺口瘡陽毒發狂。

【產地】處處有之。卽釜底之煙煤也。綱目土類。

△蚌粉 附肉。

【性味】味鹹。性寒。無毒。

【功用】解熱燥濕。化痰消積。明目療疳。治反胃心胸痰飲。除濕腫水嗽。止痢幷嘔逆。塗癰腫。醋調搽陰瘡濕瘡痱痒。

【產地】產於海濱或淡水中。綱目蛤蚌類。

【附錄】

【肉】鹹冷除熱。止渴。去濕解酒。明目。去赤下血血崩。帶下痔瘻。

△眞珠

【性味】味甘鹹。性寒。無毒。

【功用】入心肝二經。鎭心安魂。墜痰拔毒。收口生肌。治驚熱痘疔。下死胎胞衣。點目去翳膜。綿裹塞耳治聾。

【產地】海中大蚌內所生者也。綱目介類。

【禁忌】病不由火熱者忌之。取新潔未經鑽綴者。乳浸三日。研粉極細如飛麵。珠體最堅。研不細。傷人臟腑。

△珠兒參

【性味】味苦甘。性微寒。無毒。

【功用】補肺除火。肺熱者宜之。

【產地】出閩中。須多去皮。再用滾水泡。以其苦劣之味在皮。近中心則苦味減而稍甘。綱目山草類。

【禁忌】臟寒者服之。卽作腹痛。鬱火服之。火不透發。反生寒熱。其性大約與西洋人參相同。不過清熱之功。熱去則火不刑金。而肺臟受益。非眞能補也。

△豇豆

【性味】味甘澀。性平。無毒。

【功用】主散血消腫。清熱解毒。消喝吐逆。泄痢便數。解鼠莽毒。

【產地】爲豆之一種。處處有之。綱目菽豆類。

【雜論】此物入腎經。爲利水解毒之品。入鹽煮食尤佳。但患水腫者忌補腎。不宜多食。

△骨碎補 一名猴薑。

【性味】味苦。性溫。無毒。

【功用】治耳鳴腎虛久瀉牙痛。補傷折。療青痿。

【產地】產廣東陝西淮浙等地。綱目石草類。

【禁忌】經疏云。勿與風燥藥同用。

△娑羅子

【性味】味甘。性溫。無毒。

【功用】寬中下氣。平胃通絡。殺蟲。治勞傷吐血。九種心痛。胃寒。脘膈膨脹。疳積瘧痢。久食已風攣。

【產地】產於蜀中及西歐等處。綱目夷果類。

【形態】春日發葉。花生成穗。似牡丹。或黃或白。有香氣。秋後結實。

【雜論】此物功能殺蟲。爲治心疾之良品。用陰陽瓦炙灰。或以酒煨食。俱效。

▲蓍實 附葉。

【性味】味苦酸。性平。無毒。
【功用】益氣充肌。明目。聰慧。先知。久服不飢不老。
【產地】處處有之。綱目隰草類。

【附錄】

【葉】治痞疾。腹中痞塊。蓍葉獨蒜穿山甲末食鹽。同好醋搗成餅。量痞大小貼之。以兩炷香爲度。其痞化爲血。從大便出。

▲射干

【性味】味苦。性寒。有毒。
【功用】能瀉實火。火降則血散腫消。而痰結自解。故能消心脾老血。行太陰厥陰之積痰。治喉痺咽痛之要藥。消結核瘕疝便毒瘧母。通經閉。利大腸。鎮肝明目。
【產地】處處有之。扁竹花根也。綱目毒草類。
【禁忌】唯實火者宜之。虛則大戒。

十一畫

▲側柏葉

【性味】味苦濇。性微寒。無毒。
【功用】最清血分濕熱。止吐衄崩淋。腸風尿血血痢。一切血證。去風濕諸痺。歷節風痛。塗湯火傷。生肌殺蟲。炙罨凍瘡。汁烏鬚髮。
【產地】處處有之。柏有數種。唯根上發枝數莖。叢茸茂密。名千頭柏。又名佛手柏者爲眞。綱目香木類。

【禁忌】丹溪以爲補陰要藥。然終屬苦寒燥濕之品。惟血分有濕熱者。以此淸之爲宜。若眞陰虛者。非所宜也。

▲商陸

【性味】味苦。性寒。有毒。

【功用】療水腫脹滿。瘕疝癰腫。喉痺不通。利二便。瀉蠱毒。敷惡瘡。墮胎孕。

【產地】多生山野陰地。處處有之。綱目毒草類。

【形態】其根有赤白二種。赤者有毒。入藥取白花之根。銅刀刮去皮。水浸一宿。黑豆拌蒸。得蒜良。

【禁忌】腫脹因脾虛者多。若誤用之。一時雖效。未幾再作。決不能救。

▲密蒙花

【性味】味甘。性微寒。無毒。

【功用】潤肝燥。治目中赤脈。靑盲膚翳。赤腫眵淚。羞明怕日。小兒疳氣攻眼。

【產地】產蜀中。樹高丈餘。葉冬不凋。其花繁密蒙茸。故名。揀淨酒潤焙。綱目灌木類。

【雜論】密蒙黃柏根末各一兩。水丸梧子大。每臥時湯服十丸至十五。治目翳效。

▲乾地黃

【性味】味苦甘。性寒。無毒。

【功用】養陰退陽。涼血生血。治血虛發熱。常覺飢餒。五心煩熱。痿痺驚悸。倦怠嗜臥。胸膈痞悶。吐衄尿血。血暈崩中。調經安胎。利大小便。

【產地】以懷慶肥大而短。糯體細皮。菊花心者佳。綱目隰草類。

【禁忌】性寒而潤。脾虛泄瀉。胃虛食少。均在禁例。惡貝母。畏蕪荑。忌萊菔葱蒜銅鐵器。得門冬丹皮當歸良。

▲乾漆

【性味】味辛。性溫。無毒。

【功用】功專行血。殺蟲。破年深凝結之滯積瘀血。續筋骨絕傷。

【產地】產安徽四川等地。爲漆樹之脂。自然乾者。炒令烟盡爲度。或燒存性。綱目喬木類。

【禁忌】血見乾漆。便化爲水。其能損新血可知。虛人及慣生大瘡者戒之。半夏爲使。畏川椒紫蘇雞子蟹。

▲乾薑　附黑薑。煨薑。

【性味】味辛。性熱。無毒。

【功用】逐寒邪而發表。溫經。燥脾濕而定嘔消痰。同五味利肺氣而治寒嗽。開五臟六腑。通四肢關節。宣諸絡脈。治冷痺寒痞。反胃下利。腹痛癥瘕。積脹。開胃。扶脾。消食去滯。

【產地】處處有之。以母薑晒乾爲乾薑。白淨結實者良。綱目葷菜類。

【禁忌】薑味大辛能散氣走血。損陰傷目。凡陰虛有熱者勿服。孕婦尤忌。

【附錄】

【黑薑】即乾薑之炮黑者。辛苦大熱。除胃冷而守中。去臟腑沈寒錮冷。能去惡生新。使陽生陰長。故吐衄下血。有陰無陽者宜之。亦能引血藥入氣分而生血。故血虛發熱。產後大熱者宜之。引以黑附。能入腎而祛寒濕。能回脈絕無陽。通心助陽而補心氣。

【煨薑】老薑洗淨。用濕粗草紙包。炭火內煨。令草紙純焦。並薑外皮微焦。中心深黃色。則透矣。切片用。用生薑懼其散。用乾薑懼其燥。惟此略不燥散。凡和中止嘔。與大棗並用。取其行脾胃之津液。而和營衛。最為平妥也。

△常山　附蜀漆。

【性味】味辛苦。性寒。有毒。

【功用】能引吐行水。袪老痰積飲。截諸瘧必效。

【產地】產河南川陝等地。江浙亦有之。綱目毒草類。

【形態】生田野陰濕處。為落葉之小灌木。根名常山。苗曰蜀漆。燒酒浸一宿。炒透用。

【禁忌】性猛烈。施之藿食者多效。若肉食之人。稍挾虛。不可輕入。括製為使忌葱茗。

【附錄】

【蜀漆】功用略同。甘草水拌蒸。

△常春藤

【性味】味甘。無毒。

【功用】治癰疽腫毒初起。（研和酒溫服。利下惡物。卽效。）疔瘡黑陷。（搗汁和蜜服。并以葱蜜搗敷四圍。）

【產地】為常綠灌木。處處有之。綱目藤類。

【形態】葉為卵形。蔓生喬木之上。秋冬開淡黃綠色小花。為繖形花序。實與根藤。皆可療疾。

△敗醬　一名苦菜。

【性味】味苦。性平。無毒。

【功用】解毒排膿。治癰腫。破凝血。療產後諸病。
【產地】生山谷間。處處有之。用根苗。綱目隰草類。
【雜論】時珍曰。敗醬乃手足陽明厥陰藥也。善排膿破血。故仲景治癰。及古方婦人科產後腰痛腹痛等證多用之。後人不知用。蓋未遇識者爾。

△旋花 一名旋葍。即鼓子花。

【性味】味甘辛。性溫。無毒。
【功用】補勞損。益精氣。續筋骨。
【產地】爲多年生野草。綱目蔓草類。
【形態】莖高二尺許。葉橢圓。互生。夏間開花。色深黃如菊。列爲頭狀花序。根莖葉皆可療疾。
【雜論】用根搗汁瀝傷處。渣敷其上。日三易。半月。即斷筋便續。

△旋覆花 一名金沸草。又名金錢花。

附根。葉。
【性味】味苦辛鹹。性微溫。無毒。
【功用】能下氣。行水。輭堅。通血脈。消痰結堅痞。唾如膠漆。噫氣不除。大腹水腫。風氣濕痺。
【產地】產原野濕地。各處有之。亦可栽植於園圃。綱目隰草類。
【形態】類金錢菊。去皮帶蕊殼。蒸用。入煎藥須用絹包好。有細毛。恐射肺令人嗽。
【禁忌】走散之藥。冷利大腸。虛人禁之。

【附錄】

【根】治風濕。
【葉】治疔瘡腫毒。傅金瘡。

△啄木鳥

【性味】味甘酸。性平。無毒。

【功用】治風癇勞瘵。噎膈。（以肉熬膏入麝香。晝夜嗅之）療齒䘌蟲牙（燒存性。研末納孔中）痔瘻。

【產地】處處有之。綱目林禽類。

【形態】嘴長數寸。銳直而堅。用以鈎出木蠹蟲。

【雜論】能治臟腑積蠱之病。其治噎膈者。以其善開木鬱之邪也。

▲梧桐子

【性味】味甘。性平。無毒。

【功用】主烏髮。治瘡殺蟲。併治小兒口瘡。（和雞子燒存性。研摻）

【產地】處處有之。樹幹端直無節。多子。皮葉子皆可入藥。綱目喬木類。

【禁忌】此物性熱。助火。咳嗽多痰者。勿食。

▲梓根皮

【性味】味苦。性寒。無毒。

【功用】治溫病感寒。變爲胃啘。時氣溫病。（煎汁服）頭身煩熱。目疾。皮膚瘙癢。吐逆反胃。小兒壯熱。熱瘡疥瘡。散熱毒。殺三蟲。

【產地】處處有之。本經下品。喬木類。

【形態】幹高二丈餘。葉如掌狀。夏開唇形花。花色淡黃微紫。實長尺許。似豇豆莢。葉與根皮皆可療疾。

【雜論】此物以堅實不腐者爲佳。製法。去黑皮取裏白用。

▲梅實

【性味】味酸。性平。無毒。

【功用】治梅核膈氣。其仁能明目益氣不飢。治煩熱。代指卒然腫痛。（搗爛和醋浸）

【產地】處處有之。本經中品喬木類。

【形態】早春開花。有紅白二種。至夏結實。生青熟黃。凡花。實。仁。葉。梗。根。皆可療疾。

△梔子

【性味】味苦。性寒。無毒。

【功用】瀉心肺之邪熱。使之屈曲下行。由小便出。而三焦之鬱火以解。熱厥心痛以平。吐衄崩淋血痢之病以息。治心煩懊憹不眠。五黃。五淋。目赤紫癜。白癘皰皶瘡瘍。

【產地】我國四川及南方各地。處處產之。綱目灌木類。

【禁忌】損胃伐氣。虛者忌之。心腹痛不因火者。尤爲大戒。世人每用治血。不知血寒則凝。反爲敗證。

【雜論】內熱用仁。表熱用皮。生用瀉火。炒黑止血。姜汁炒止煩嘔。燒灰吹鼻止衄。

△梨

【性味】味甘微酸。性寒。無毒。

【功用】涼心潤肺。利大小腸。止嗽消痰。清喉降火。除煩解渴。潤燥消風。醒酒解毒。治傷寒發熱。熱嗽痰喘。中風失音。切片貼湯火傷。

【產地】產山東等地。綱目山果類。

【禁忌】脾虛泄瀉。乳婦及金瘡忌用。

【雜論】搗汁用。熬膏亦良。加薑汁蜂蜜佳。清痰止嗽。與萊菔相間收藏則不爛。

△梁上塵　一名烏龍尾。

【性味】味辛苦。性微寒。有小毒。

【功用】止血消積。治腹痛噎膈。中惡鼻衂。小兒輭瘡。消食積。止金瘡血出。齒齦出血。

【產地】處處有之。綱目土類。

【雜論】時珍曰。凡用倒掛塵。燒令煙盡。篩取末入藥。

▲淡菜

【性味】味甘淡。性溫。無毒。

【功用】補五臟。益陽事。治虛勞傷憊。精血衰少。及吐血久痢。腸鳴腰痛。婦人帶紅。產後瘦瘠。又能消癭氣。

【產地】海中。海產皆鹹。獨此味淡。故名。綱目介類。

▲淡豆豉

【性味】味苦。性寒。無毒。

【功用】宣解表除煩。發汗解肌。調中下氣。治傷寒寒熱。頭痛煩燥。滿悶懊憹。不眠發斑。嘔逆。血痢溫瘧。疫氣瘴氣。

【產地】爲大豆所釀製者。處處有之。綱目穀類。

【禁忌】傷寒直中三陰。與傳入陰經者。勿用。實結胸煩悶。宜下不宜汗。亦忌之。

【製法】造豉法。用黑豆六月間水浸一宿。淘淨蒸熟。攤蘆席上。微溫蒿覆五六日後。黃衣遍滿爲度。不可太過。取晒簸淨水拌。乾濕得所。以汁出指間爲準。築實甕中。桑葉厚蓋三寸。泥封晒七日。取出曝一時。又水拌入甕。如是七次。再蒸過攤去火氣。甕收。

▲淡竹葉

【性味】味甘淡。性寒。無毒。
【功用】利小便。除煩熱。
【產地】處處有之。春生苗高數寸。細莖綠葉。儼如竹林。結小長穗。綱目隰草類。
【禁忌】有走無守。孕婦禁服。

△淫羊藿

一名仙靈脾。

【性味】味辛甘。性溫。氣香。無毒。
【功用】補命門。益精氣。堅筋骨。利小便。治絕陽不興。絕陰不產。冷風勞氣。四肢不仁。
【產地】產西川北部。淫羊一日百合。食此藿所致。故名。去枝。羊脂拌炒。綱目山草類。
【禁忌】相火易動者遠之。山藥爲使。得酒良。
【雜論】牙齒虛痛。仙靈脾爲粗末。煎湯頻漱。大效。

△清風藤

【性味】不詳。
【功用】治風濕痺痛。一切風疾。
【產地】產浙江天台山中。藤莖皆入藥。綱目蔓草類。
【禁忌】服之作癢。如欲止癢。飲冷水一口即解。

△蛇含草

【性味】味苦。性微寒。無毒。
【功用】治癰瘡蛇咬。解毒清熱。
【產地】產山野之地。處處有之。綱目隰草類。
【雜論】甄權治小兒寒熱丹疹。括要詞稱此草可令無蛇。忌火。

△蛇蛻

【性味】味甘鹹。性平。無毒。

【功用】能辟惡。故治鬼魅蠱毒。善去風。故治驚癇風瘧。重舌。喉風。能殺蟲。故治疥癬惡瘡。疔瘡痔漏。性善蛻。故治皮膚瘡瘍。產難。目翳。

【產地】處處有之。多蛻於石上及牆角間。色白如銀者入藥。綱目蛇類。

【製法】皂角水洗淨。或酒或醋或蜜浸。炙黃或燒存性。或鹽泥固煅。

△蛇牀子

【性味】味辛苦。性溫。無毒。

【功用】強陽補腎。散寒祛風。燥溼殺蟲。治陰痿囊溼。女子陰痛陰癢。子藏虛寒。產門不閉。腎命之病。腰痠體痺。帶下脫肛。及頑癬惡瘡風溼諸病。煎湯浴止風癢。

【產地】產於海濱或下溼之地。綱目芳草類。

【禁忌】腎火易動者勿食。惡丹皮貝母巴豆。

【雜論】聖惠方。冬月喉痺。腫痛不可下藥者。蛇牀燒煙於瓶中。口對瓶口吸煙。其痰自出。

△蚺蛇膽

【性味】味苦甘。性寒。有小毒。

【功用】瀉熱涼血。明目護心。療疳殺蟲。主厥陰太陰病。

【產地】產嶺南。綱目蛇類。

【雜論】肉極腴美。主治略同。取膽粟許。置水上旋極速者眞。

△莨菪子

【性味】味苦。性寒。有毒。

【功用】治癲癇發狂。主安神甯志。定痛鎮狂。

【產地】產海濱及深山幽谷中。處處有之。綱目毒草類。

【禁忌】有毒之物。多食必狂亂見鬼。

▲莽草

【性味】味辛苦。性溫。有毒。

【功用】宜去風濕。治頭風癰腫。乳癰疝瘕。

【產地】處處有之。綱目毒草類。

【製法】取葉細剉。以生甘草水蓼二味。同盛入生稀絹袋中。甑中蒸一日。去二味曬乾。

【雜論】蘇頌曰。古方風濕諸酒多用之。今人取葉。煎湯熱含。治牙蟲喉痺甚效。

▲荷葉

【性味】味苦。性平。無毒。

【功用】助脾胃。發陽氣。痘瘡倒靨者。用此發之。能散瘀血。留好血。治吐衄崩淋。損傷產瘀。一切血證。洗腎囊風。

【產地】處處有之。即蓮之葉也。綱目水果類。

【禁忌】升消散耗。虛者禁之。

▲菠菜　一名菠薐。

【性味】味甘。性溫。無毒。

【功用】利五臟。通血脈。開胸膈。解酒毒。宜腸胃熱。下氣調中。止渴潤燥。

【產地】其種來自西域。今處處有之。用根尤良。綱目柔滑菜類。

▲莧菜　附子。

【性味】味甘。性冷利。無毒。

【功用】除熱通九竅。利腸滑胎。治初痢。
【產地】處處有之。綱目柔滑菜類。
【禁忌】忌與鼈同食。

【附錄】

【子】袪肝風客熱。明目。治靑盲及眼見黑花。

▲荸薺

一名烏芋。一名地栗。

【性味】味甘。性寒滑。無毒。
【功用】消食攻積。除胸中實熱。治五種噎膈。消渴黃疸。血證蠱毒。能毀銅。
【產地】處處有之。多栽植於水田內。綱目水果類。
【禁忌】性極涼瀉。有冷氣人。不可食。致腹脹氣滿。小兒食多。臍下結痛。孕婦尤爲大忌。

▲紫草

【性味】味甘鹹。性寒。無毒。
【功用】涼血活血。利九竅。通二便。治心腹邪氣。及痘瘡血熱毒盛。二便閉濇者。
【產地】爲山地自生之宿根草。亦可種於庭園。綱目山草類。
【禁忌】便滑者。勿用。

▲紫花地丁

【性味】味辛苦。性寒。無毒。
【功用】瀉熱解毒。癰疽發背。疔瘡瘰癧。無名腫毒。
【產地】處處有之。綱目隰草類。
【形態】葉似柳而細。夏開紫花。結角。生平地者起莖。生溝壑者起蔓。
【雜錄】乾坤祕藥。治稻芒粘咽不得出。地丁草嚼嚥下。

▲紫石英

【性味】味甘辛。性温。無毒。
【功用】重鎮心潤養肝。去怯潤枯。心神不安。肝血不足。女子血海虛寒不孕者宜之。
【產地】產深山中。色淡紫。瑩徹五稜。火煆醋淬七次。研末水飛。綱目玉類。
【禁忌】畏附子。惡黃連。

▲紫葳花

一名凌霄花。

【性味】味甘酸。性寒。無毒。
【功用】能去血中伏火。破血去瘀。主產乳餘疾。崩帶癥瘕。腸結血閉。淋閉風瘙。血熱生風之證。女科多用之。
【產地】產山野。或栽植庭園。綱目蔓草類。
【形態】花開五瓣。黃赤有點。不可近鼻聞傷腦。
【禁忌】破血之藥。走而不守。虛人避之。孕婦尤忌。畏鹹鹵。

▲紫沙糖

【性味】味甘。性温。無毒。
【功用】和中和血。功用與白者相倣。而稍遜和血則紫者爲優。生胃火。助濕熱。
【產地】產廣東福建四川等地。用蔗漿煎鍊製成。綱目蓏果類。
【禁忌】損齒生蟲。作湯下小兒丸散。誤矣。
【雜論】今產後服之。取血和而惡露自行也。

▲紫荆皮

【性味】味苦。性平。無毒。

【功用】破宿血。消腫毒。消熱利便。活血行氣。治跌撲損傷。

【產地】處處有之。亦多栽植於庭園。樹皮可療疾。綱目灌木類。

【禁忌】花梗與葉。其功略同。忌與魚類同食。

▲紫菀

【性味】味苦辛。性溫無毒。

【功用】潤肺下氣。化痰止渴。治寒熱結氣。欬吐膿血。肺經虛熱。小兒驚癇，能開喉痺。取惡涎。又能通利小腸。

【產地】產我國中部。爲多年生草本植物。綱目隰草類。

【形態】其花美麗。根作紫色。潤輭者良。白者名女菀。

【禁忌】辛散性滑。暫用之品。陰虛肺熱者。不宜用。須地黃麥冬共之。款冬爲使。惡天雄瞿麥藁本遠志。畏茵陳。

▲紫檀香

【性味】味鹹。性平。無毒。

【功用】宣和血分之藥。和營氣。消腫毒。敷金瘡。止定痛。

【產地】產西藏雲南廣東等地。綱目香木類。

【禁忌】諸香動火耗氣。夏月囊香辟臭。尚謂其散眞陰而開毛孔。况服之乎。癰疽潰後。諸瘡膿多。及陰虛火盛者。俱不宜用。

▲紫蘇　附蘇子。蘇梗。

【性味】味辛。性溫。無毒。

【功用】利肺下氣。定喘安胎。和血止痛。發汗解肌。祛風散寒。開胃益脾。寬中利大小腸。又解魚蟹毒。

【產地】處處有之。爲一年生草本植物。綱目芳草類。

【禁忌】氣虛表虛者禁之。氣香者良。宜橘皮。忌鯉魚。

【附錄】

【蘇子】開鬱降氣。消痰利膈。溫中寬腸。潤心肺。止喘咳。腸滑氣虛者禁之。炒研。

【蘇梗】順氣安胎。功力稍緩。挾虛者宜之。

▲紫菜　一名紫英。

【性味】味甘鹹。性寒。無毒。

【功用】消癭瘤積塊。治熱氣煩塞咽喉。

【產地】產南海中。附石而生。本爲青色。乾則變紫。綱目水菜類。

【雜論】藏器曰。多食令人腹痛發氣。吐白沫。飲熱醋少許卽消。

▲細辛

【性味】味辛。性溫無毒。

【功用】能治諸風痺痛。欬嗽上氣。頭痛脊強。口瘡喉痺。鼻淵齒䘌。水停心下。通精氣。利九竅。又治驚癇耳聾。鼻齆。風眼淚下。倒睫。大便燥結。溫經發汗。行血下乳。散結破痰。

【產地】產我國陝西及關外。北產者細而香。華陰出者最佳。綱目山草類。

【禁忌】味厚性烈。不可多用。惡黃耆山茱萸。畏硝石滑石。反藜蘆。

麻黃

【性味】味苦。性溫散。無毒。

【功用】爲肺家專藥。能發汗解表。去營中寒邪。疏通氣血。利九竅。開毛孔。治傷寒頭痛。惡寒無汗。溫瘧欬逆上氣。痰哮氣喘。皮肉不仁。水腫風腫。

【產地】產我國西部北部。以出山西大同者爲良。綱目隰草類。

【禁忌】唯冬月在表眞有寒邪者宜之。若非冬月。或無寒邪。或寒在裏。或傷風等證。雖發熱惡寒。不頭痛身疼而拘急。六脈不浮緊者。皆不可用。雖可汗之證。亦不宜過劑。厚朴白微爲使。惡辛夷石膏。

【製法】發汗用莖。去節煮十餘沸。掠去浮沫。或用醋湯略泡曬乾。亦有用蜜水炒者。止汗用根節。

接骨草

【性味】性平。無毒。

【功用】續斷骨。療折傷。（搗罨）

【產地】產於廣西。園林中多植之。綱目隰草類。

【形態】叢生。苗如竹節。高二三尺。莖色綠。有節而圓。葉大如柳。三月開花。色白。至九月不絕。午開子落。九月內剖根分種。

接骨仙桃

【性味】味甘淡。性溫。無毒。

【功用】和胃。治勞損虛怯。（童便製透用）吐血。（搗汁和人乳服）肝氣。療癰腫。跌打。（搗汁或爲末服）

【產地】生近水處田野中。實可療疾。綱目隰草類。

雀

又名麻雀。黃雀。附頭血。雀卵。

【性味】味甘。性溫。無毒。

【功用】壯陽氣。益精髓。暖腰膝。縮小便。治血崩帶下。

【產地】處處有之。棲宿於簷瓦之間。俗呼老而斑者爲麻雀。小而黃口爲黃雀。綱目原禽類。

【禁忌】不可同李及諸肝食。姙婦食之令子多淫。凡陰虛大盛者勿食。服白朮人忌之。

【附錄】

【頭血】治雀盲。入黃昏時無所見。如雀目夜盲。日日取頭血點之。

【雀卵】酸溫。補陽益精。治男子陰痿不起。女子帶下。便溺不利。除疝瘕。

雀梅葉

一名爵梅。

【性味】味酸。性寒。有毒。

【功用】瀉陰解毒。治乳癰便毒有奇功。

【產地】處處有之。葉如薔薇。生細梅。如小豆大。綱目蔓草類。

硃砂

【性味】味甘。性涼。無毒。

【功用】瀉心經邪熱。鎮心定驚。辟邪清肝。明目祛風。止渴解毒。定癲狂。止牙疼。下死胎。

【產地】產辰州。明如箭鏃者良。細研水飛三次。綱目石類。

【禁忌】獨用多用。令人呆悶。畏鹽水。惡慈石。忌一切血。

陽起石

【性味】味鹹。性溫。無毒。

【功用】治陰痿精乏。子宮虛冷。腰膝冷痺。水腫癥瘕。命門火衰者可暫用之。

【產地】出齊州陽起山。雲母根也。雖大雪遍境。此山獨無。綱目石類。

【形態】似雲頭雨脚。鷺鷥毛色白滋潤者良。

【製法】火煆醋淬七次研粉水飛。亦有用燒酒樟腦升煉取粉者。

【禁忌】桑螵蛸為使。惡澤瀉菌桂。畏菟絲子。忌羊血。

△通草　古名通脫木。

【性味】味甘淡。性寒。無毒。

【功用】利小便。下乳汁。治五淋水腫。目昏耳聾。鼻塞失音。退熱催生。

【產地】產江南。多生山側。莖入藥。參看木通條。綱目蔓草類。

【禁忌】中寒者勿服。

【雜論】百一選方治洗頭風痛。新通草瓦上燒存其性。研末二錢。熱酒下。牙關緊閉者。挖口灌之。

△連翹

【性味】味苦。性微寒。無毒。

【功用】瀉火除濕熱。散諸經血凝氣聚。利水通經。殺蟲止痛。消腫排膿。為十二經瘡家聖藥。

【產地】產山谷及澤地。出四川者為勝。綱目隰草類。

【禁忌】苦寒之物。多餌即減食。癰疽潰後勿服。

【雜論】集驗方治痔瘡腫痛。連翹煎湯薰洗。後以飛過綠礬。入麝香貼之。

▲牽牛　亦名黑丑。

【性味】味辛。性熱（或作寒）有毒。

【功用】瀉氣分濕熱。通下焦鬱遏。大腸風秘氣秘。利大小便。逐水消痰。殺蟲墮胎。治水腫喘滿。痃癖氣塊。

【產地】處處有之。綱目蔓草類。

【形態】爲一年生草本植物。花名喇叭花。子有黑白二種。黑者力速。亦名黑丑。

【製法】取子淘去浮者。舂去皮。酒蒸研細。得木香乾薑良。

【禁忌】凡氣虛及濕熱在血分者。大忌。

▲曼陀羅花

【性味】味辛。性温。有毒。

【功用】治諸風寒濕。驚癇脫肛。脚氣。療面瘡。

【產地】產我國北地山野。亦可種於園圃。爲一年生草。綱目毒草類。

【禁忌】有毒之藥。誤食能致發狂。爲劄症麻藥之不可少者。

▲麥門冬

【性味】味甘。性微寒。無毒。

【功用】潤肺清心。瀉熱除煩。化痰行水。生津止嗽。治嘔吐。痿躄。客熱虛勞。暑傷元氣。脈絕短氣。肺痿吐膿。經枯乳閉。明目悅顏。

【產地】陝西江浙多產之。生山谷肥地。綱目隰草類。

【形態】葉綠。四季不凋。根黃白色。肥白而大者佳。去心。入滋補藥酒。或拌米炒黃。膏熬良。

【禁忌】性寒而潤。虛寒泄瀉者勿用。地黃車前爲使。惡款冬苦參青箱木耳忌鯽魚。

▲麥蘗

【性味】味甘。性溫。無毒。

【功用】助胃氣上行。快脾。寬腸。和中下氣。消食除脹。散結袪痰。化一切米麵果食積。尤善通乳。

【產地】大麥之芽也。處處有之。綱目穀類。

【雜論】以穀消穀。有類從之義。停穀食者宜之。然有積消積。無積消腎氣墮胎。

▲野麥

古名雀麥。附苗。

【性味】味甘。性平。無毒。

【功用】充飢滑腸。舂去皮。作麵蒸食。及作餅食。皆可救荒。

【產地】禾本植物。麥之一種。處處有之。綱目穀類。

【附錄】

【苗】下死胎。水煮溫服。胞衣不下同。

▲鹿茸

【性味】味甘鹹。性溫。無毒。

【功用】添精補髓。暖腎助陽。健骨生齒。治腰腎虛冷四肢痠痛。頭眩眼黑。一切虛損勞傷。小兒痘瘡乾回。

【產地】鹿產山林中。以我國之西北及東三省爲多。綱目獸類。

【形態】鹿角初生。長二三寸。分歧如鞍。紅如瑪瑙。破之如朽者良。酥塗灼去毛微炙。亦有酒炙者。

【禁忌】不可嗅之。有蟲恐入鼻顙。

▲鹿角

附鹿筋。鹿肉。膠霜。

【性味】味鹹。性温。無毒。

【功用】生用則散熱行血消腫。辟邪。治夢與鬼交。熬膠鍊霜。則專滋補。益腎生精血。強骨壯腰膝。

【禁忌】上焦有痰熱。胃家有火。吐血屬陰衰火盛者。俱忌。

【附　錄】

【鹿筋】主勞損續絕。

【鹿肉】甘温補中。強五臟。通血脈。益氣力。

【造膠霜法】取新角寸截。河水浸七日。刮淨。桑火煑七日。入醋少許。取角擣成霜用。其汁加無灰酒熬成膠。

△鹿蹄草

【性味】性温。

【功用】主合瘡痕。

【產地】產四川陝西等地。為多年生常綠草。經冬不凋。綱目隰草類。

【禁忌】能別雌黃丹砂。不用為內服。

【雜論】諸蟲螫傷。貼之即可止痛。金瘡出血。擣塗即止。

△雪裏青　一名過冬青。

【性味】味苦。性大寒。無毒。

【功用】瀉熱。治咽喉急閉。擣汁灌之立效。

【產地】生田塍間。處處有之。綱目隰草類。

【形態】如天名精而小。葉布地生。無枝梗。四時不凋。雪天開小白花。

△貫衆

【性味】味苦。性微寒。有小毒。

【功用】能解邪熱之毒。治崩淋帶下。產後血氣脹痛。金瘡鼻血。破癥瘕。發癰疽。化骨哽。殺諸蟲。

【產地】處處有之。多自生於山中溪畔或深林隱處。綱目山草類。

【形態】根似狗脊而大。汁能制三黃。化五金。伏鐘乳。結砂制汞。解毒輭堅。

【雜論】有毒而能解毒。去瘀而能生新。別名管仲。豈讀音相類耶。抑爲其有雜霸之氣耶。

▲甜藤莖

【性味】味甘。性寒。無毒。

【功用】調中解毒。止洩。令人肥健。治制馬血毒入肉。蛇咬瘡。療狂犬牛馬熱黃病。

【產地】生於山野。綱目蔓草類。

【形態】莖狀如葛。與葉皆可療疾。

▲畢澄茄

【性味】味辛。性溫。無毒。

【功用】溫中開胃。散熱解結。止嘔吐噦逆。下氣消食。心腹氣脹。治冷氣痰癖。久吐不愈。

【產地】產我國南部溫熱之地。綱目灌木類。

【形態】葉長卵形而尖。春開白花。夏日結實爲漿果。大如豌豆。黑褐色。與胡椒爲一類二種。實可療疾。參看胡椒條。

【禁忌】此物爲散寒解結之要品。但陰虛血分有熱。發熱欬嗽者忌之。

▲勒魚

【性味】味甘。性平。無毒。

【功用】開胃暖中。作鮝尤良。

【產地】產東南海中。魚腹有硬刺勒人。故名。綱目有鱗魚類。

▲帶魚

【性味】味甘。性溫。無毒。

【功用】和中開胃。補五臟。去風殺蟲。作鯗尤良。

【產地】產海中。狀如帶。綱目無鱗魚類。

▲魚腥草　古名蕺菜。

【性味】味辛。性微寒。有小毒。

【功用】散熱毒癰腫。瘡痔脫肛。斷痁疾。解硇毒。敷惡瘡白禿。

【產地】產山野陰濕之地。葉入藥。綱目柔滑菜類。

▲羚羊角

【性味】味苦鹹。性寒。無毒。

【功用】明目去瘴、袪風舒筋。治驚癇搐搦。骨痛筋攣。狂越僻謬。夢魘驚駭。瘀滯惡血。血痢腫毒。傷寒伏熱。煩滿氣逆。食噎不通。辟邪而解諸毒。

【產地】產四川陝甘等地。生長山谷中。綱目獸類。

【禁忌】性寒能伐生生之氣。無火熱勿用。

▲鳥不宿

【性味】性溫。無毒。

【功用】追風定痛。行血催生。下胎。治雙單喉蛾。喉閉。虛勞勞怯。風毒流注。筋骨疼痛。跌撲損傷。

【產地】多生山塢。綱目灌木類。

【形態】枝赤色。長三四尺。皮色如桑。細者如大指。老者如甘蔗。葉如杏葉。而枝有刺。開黃花成穗。莖。葉。根白皮。均可療疾。

【雜論】此物性熱。力能透骨。爲追風定痛之妙品。

十二畫

△博落迴

【性味】有大毒。

【功用】殺精魅。治溪毒蠱毒。白癜風。瘿瘤。瘜肉。瘡瘻。

【產地】生於山谷。綱目毒草類。

【形態】形如蓖麻。莖中空。吹之作聲。折之有黃汁。

【雜論】此物外用頗效。惟性大毒。藥人立斃。不可輕用。

△寒號蟲糞

【性味】味甘。性溫。無毒。（或作苦酸寒小毒）

【功用】行血和血。消積化痰。辟疫除風。殺蟲止痛。通利血脈。并治心腹脅肋少腹諸痛。婦人血氣刺痛。經水過多。小兒驚風癲癇等證。

【產地】產於暖地。爲翼手動物。綱目原禽類。

【形態】體形如蝙蝠而大。以果實爲食。夏日文采絢爛。至冬裸體。晝夜鳴號。故名。其糞與肉皆可療疾。

△無名異

【性味】味甘鹹。性平。無毒。

【功用】和血。治金瘡折傷。癰疽腫毒。（醋磨塗）止痛生肌。

【產地】生川廣。小黑石子也。綱目石類。

【雜論】打傷腫痛。無名異爲末。酒服趕下。四肢之末。血皆散矣。

△無花果

【性味】味甘。性平。無毒。
【功用】止洩痢。治痔疾。滋腸胃。除腫痛。
【產地】江蘇福建廣東雲南多產之。綱目夷果類。
【雜論】或云能開胃止咽痛。

▲無患子

【性味】味苦辛。性平。無毒。
【功用】其仁去口臭。（煨食）辟邪惡氣。（燒之）其核外之肉可滌垢去面䵟。（搗爛和麵洗面）治喉痺。（研末納喉中）
【產地】自生山地。綱目喬木類。
【形態】高二尺許。葉爲羽狀複葉。夏季開黃白色花。實圓生青熟黃。中含一子。色黑而堅。可作念珠。

▲惡實

一名牛蒡子。一名鼠黏子。附根。

【性味】味辛苦。性寒。無毒。
【功用】瀉熱散結。除風宣肺氣。清咽喉。理痰嗽。治痘證。消斑疹。利二便。行十二經。散諸腫瘡瘍之毒。利腰膝凝結之氣。
【產地】產山東河南等地。綱目隰草類。
【形態】實如葡萄而褐色。酒拌蒸待有霜。拭去用。
【禁忌】性冷而滑。惟血熱便閉者宜之。否則禁用。痘症虛寒泄瀉者。切勿妄投。

【附錄】

【根】苦寒。竹刀刮淨。絞汁。蜜和服。治中風汗出乃愈。搗和猪脂貼瘡腫及反花瘡小兒咽腫。牛蒡根搗汁細嚥之。

▲曾青

【性味】味酸。性小寒。無毒。

【功用】養肝胆。盛陰氣。補不足。利關節。通九竅。治寒熱煩渴。頭風目痛。淚出風痺。堅積殺蟲。

【產地】產銅鑛中。其青層層而生。故名。本經上品。石類。

【形態】色極青。年久則生。形如黃柏相綴。或如蚯蚓屎。方稜式。擊之如金聲者眞。以之塗鐵。色赤如銅。

【雜論】此物治目。與空青同功。酒醋浸。炙過用。畏菟絲子。

▲御米殼

即罌粟殼。附御米。

【性味】味酸濇。性平。

【功用】斂肺濇腸。固腎。治久嗽瀉痢。遺精脫肛。多溺。心腹筋骨諸痛。

【產地】一名麗春花。紅黃紫白。艷麗可愛。凡使殼。洗去蒂及筋膜。取薄皮。醋炒或蜜炒。得醋烏梅陳皮良。

【禁忌】酸收太緊。令人嘔逆。且兜積滯。反成痼疾。瀉痢初起。及風寒作嗽。忌用。

【附錄】

【御米】甘寒潤燥。煮粥食。治反胃。加參尤佳。

▲壺盧

一名匏瓜。俗名葫蘆。

【味性】味甘。性平。無毒。

【功用】利水。治腹脹黃腫。

【產地】處處有之。綱目蓏菜類。

【雜論】治黃腫。用亞腰壺盧。連子燒存性。每服一個。食前溫酒下。不飲酒者。白湯下。十餘日見效。

▲溫泉

一名溫湯。

【性味】味辛。性熱。微毒。
【功用】治諸風筋骨攣縮。及肌皮頑痺。手足不遂。無眉髮疥癬諸疾。在皮膚骨節者。入浴。浴訖。當大虛憊。可隨病與藥及飲食補養。非有病人。不必輕入。
【產地】如廬山有溫泉。方士往往教患疥癬風癩楊梅瘡者。飽食入池。久浴得汗出乃止。旬日自愈。綱目地水類。

△硝礬

又名火硝。焰硝。

【性味】味辛苦微鹹。性大熱。有大毒。
【功用】治傷冷。霍亂吐利。心腹病痛。破積散堅。
【產地】得火則焰。故又名焰硝。綱目鹵石類。
【禁忌】不宜輕服。
【雜論】朴硝陰寒。屬水。下走能蕩滌積滯。硝石大熱。屬火上升。能破積散堅。煆製礞石。則除積滯痰飲。蓋礞石性寒而降。硝石性熱而升。一升一降。一陰一陽。此製方之妙也。

△犀角

【性味】味苦酸鹹。性寒。無毒。
【功用】涼心瀉肝。清胃中大熱。祛風利痰。辟邪解毒。治傷寒時疫發黃發斑。吐血下血畜血發狂。痘瘡黑陷。消癰化膿。定驚明目。
【產地】產雲貴四川等地。綱目獸類。
【形態】烏而光潤者良。尖尤勝。
【用法】入湯劑磨汁用。入丸散剉細。紙裹納懷中。待熱擣之立碎。熱利下鮮血。犀角地榆生地。等分爲末蜜丸彈子大每服一丸。水一盞煎半盞。去滓溫服。

【禁忌】大寒之性。非大熱者不敢輕服。姙婦服之。能消胎氣。升麻爲使。忌鹽。

▲猬皮

俗名刺蝟。附肉。脂。膽。

【性味】味苦。性平。無毒。

【功用】瀉涼血。治胃逆腸風瀉血五痔陰腫。

【產地】處處有之。綱目鼠類。

【形態】似鼠而圓大褐色攢毛。外刺如栗房。煅黑存性。

【附　錄】

【肉】甘平。理胃氣。治反胃。令人能食。煮汁飲。又主瘻。

【脂】滴耳治聾。

【膽】點痘後風眼。

▲猴棗

【性味】味苦。性寒。無毒。

【功用】爲消痰要藥。主小兒急驚。化熱痰甚捷。治癰疽瘰癧。痰核橫痃。

【產地】產南洋新加坡等地。拾遺石類。

【形態】形橢圓似蛋。色青灰。爲層層裹疊之石質所成。或云含於猴之口中。爲猴腹精氣所結成。然恐不確。

▲菟絲子

【性味】味甘辛。性溫。（或作平）無毒。

【功用】強陰益精。溫而不燥。治五勞七傷。溺有餘瀝。寒精自出。口苦燥渴。寒血爲積。祛風明目。止瀉進食。補衞氣。助筋脈。益氣力。肥健人。爲調元上品。

【產地】產朝鮮川澤及田野。各省亦有之。綱目蔓草類。

【形態】無根蔓延草上。子如黍粒。

【禁忌】腎家多火。強陽不痿。大便燥結者忌之。

△菰米　一名茭米。

【性味】味甘。性平。無毒。

【功用】止渴解煩熱。調腸胃。可療飢。用以救荒。

【產地】處處有之。綱目穀類。

△萆薢

【性味】味甘苦。性平。無毒。

【功用】祛風去濕。以固下焦。以堅筋骨。治風寒濕痺。腰久冷。關節老血。膀胱宿水。陰痿失溺。莖痛遺濁。痔瘻惡瘡。

【產地】產四川陝西河南等地。綱目蔓草類。

【形態】有黃白二種。黃長硬。白虛軟。名粉萆薢。白者良。

【禁忌】陰虛火熾。溺有餘瀝。及無濕而腎虛腰痛者。皆禁。薏苡仁為使。畏大黃柴胡前胡。忌茗醋。

△萊菔子　俗名蘿蔔子。附萊菔。萊菔葉。

【性味】味辛甘。性溫。無毒。

【功用】長於利氣。生用能吐風痰。散風寒。發瘡疹。炒熟能定咳嗽痰喘。調下痢後重。止內痛。消食除脹。

【產地】處處有之。綱目葷菜類。

【禁忌】虛弱者服之。氣喘難布息。

【附錄】

【萊菔】辛甘平。生食升氣。熟食降氣。寬中。消食。化痰。散瘀。治吐衄咳嗽吞酸。利二便。解酒毒。制麵毒豆腐積生搗塗跌打湯火傷。治噤口痢。耗氣滲血。白人鬚髮。

【萊菔菜】辛苦溫。功用略同。亦甚消伐。

▲菴蕳子

【性味】味苦。性微寒。無毒。

【功用】明目益氣。消食。治寒熱濕熱周痺。五臟瘀血。身體諸痛。背脅煩痛。腹中水氣。腰脚重痛。婦人月閉。產後氣血痛。久服延年。

【產地】山地多年生草本。經上品。隰草類。

【形態】莖白如艾。高四五尺。葉似菊葉。夏秋間開小花。淡黃色。中有細子。可療疾。

【雜論】此物性降。陰中微陽。爲入足厥陰血分藥。

▲萎蕤

即玉竹。

【性味】味甘。性平。無毒。

【功用】補中益氣。除煩渴。潤心肺。治風淫濕毒。目痛眥爛。寒熱痁瘧。中風不能動搖。頭痛腰痛。莖寒自汗。一切不足之證。用代參地。不寒不燥。大有殊功。

【產地】生於山麓陰地之多年生草。處處有之。綱目山草類。

【用法】去毛。蜜水或酒浸蒸用。

【禁忌】畏鹹鹵。熬膏良。

【雜論】小便猝淋。萎蕤五錢。芭蕉根二莖。水二盞。煎一盞。入滑石末一錢服。

▲蓖麻子

【性味】味甘辛。性熱（或作平）有小毒。

【功用】性善收。亦善走。能開通諸竅經絡。治風氣頭痛。口眼喎斜。鼻窒耳聾。喉痺舌脹。能出有形滯物。治針刺入肉。竹木骨硬。能消腫追膿拔毒。敷瘰癧惡瘡。一切腫毒。外用頗奏奇功。

【產地】江浙多有栽種。綱目毒草類。

【禁忌】氣味頗近巴豆。內服不可輕率。

【雜論】古今錄驗湯火灼傷。蓖麻仁蛤粉等分。湯傷以油調。火灼以水調。塗之效。髮黃不黑。蓖麻仁香油煎焦去滓。三日後頻刷效。脚氣作痛。蓖麻仁七粒研爛。同蘇合香丸貼足心。痛卽止。

△黃土

【性味】味甘。性平。無毒。

【功用】治洩痢冷熱赤白。腹內熱毒絞痛。下血。解諸藥毒。中肉毒。椒毒。野菌毒。

【產地】處處有之。以色黃質淨者爲佳。掘地三尺取用。綱目土類。

△黃瓜菜 一名黃花菜。

【性味】味甘微苦。性微寒。無毒。

【功用】通結氣。利腸胃。

【產地】處處有之。綱目柔滑菜類。

△黃大豆 附豆油。

【性味】味甘。性溫。無毒。

【功用】寬中下氣。利大腸。消水脹。腫毒。研末熱水和塗痘後癰。

【產地】處處有之。綱目菽豆類。

【附錄】

【豆油】辛甘熱微毒。塗瘡疥。解髮脜。

△黃連

【性味】味大苦。性大寒。無毒。
【功用】入心瀉火。鎮肝涼血。燥濕開鬱。解渴除煩。消心瘀。止盜汗。治熱毒諸痢。痞滿嘈雜。吞酸吐酸。腹痛心痛。伏梁目痛。背傷癰疽瘡疥。酒毒。明目定驚。止嘔。解毒除疳。殺蚘。
【產地】產四川雅州。雲南及他省亦有之。種類繁多。以川產爲最佳。綱目山草類。
【禁忌】虛寒爲病大忌。黃芩龍骨爲使。惡菊花元參殭蠶白鮮皮。畏款冬牛膝。忌猪肉。殺烏頭巴豆毒。

▲黃明膠　即牛皮膠。

【性味】味甘。性平。無毒。
【功用】補陰。治諸血證。及癰疽。潤燥。通大便。
【產地】即牛皮所熬之膠也。綱目畜類。
【雜論】經驗方云。癰疽初起。酒頓黃明膠四兩。服毒毒不內攻。唐氏方。加川山甲四片。燒存性。用此方頗驗。勝於臘礬丸。

▲黃芩　附枯芩。條芩。

【性味】味苦。性平。無毒。
【功用】瀉中焦實火。除脾家濕熱。治澼痢腹痛。寒熱往來。黃疸五淋。血閉氣逆。癰疽瘡瘍。及諸失血。降痰。解渴安胎。酒炒則上行。瀉肺火。利胸中氣。治上焦之風熱濕熱。火嗽喉腥。目赤腫痛。
【產地】產山谷間。亦爲園圃之多年生草。根黃褐色。綱目山草類。
【禁忌】苦寒傷胃。虛寒者均宜戒。胎前若非實熱而服之。陰損胎元矣。山茱龍骨爲使。畏丹皮丹砂。

【附錄】

【枯芩】卽片芩。瀉肺火。清肌表之熱。

【條芩】卽子芩。瀉大腸火。上行酒炒。瀉肝膽火。猪膽汁炒。

▲黃柏

【性味】味苦辛。性寒。無毒。

【功用】瀉膀胱相火。除濕清熱。療下焦虛。骨蒸勞熱。諸痿癱瘓。目赤耳鳴。消渴黃疸。水腫便閉。水瀉熱痢。痔血腸風。漏下赤白。諸瘡痛癢。凍瘡。頭瘡口瘡。殺蟲安蚘。

【產地】產四川。故亦稱川柏。肉厚色深者良。綱目喬木類。

【用法】生用降實火。蜜炙則庶不甚傷胃。炒黑能止崩帶。酒製治上。蜜製治中。鹽製治下。惡乾漆。得知母良。

【禁忌】必尺脈洪大。按之有力。方可用。若虛火誤服。有寒中之變。

【雜論】時珍曰。知母佐黃柏滋陰降火。有金水相生之義。古云黃柏無知母。猶水母之無蝦也。蓋黃柏能制命門膀胱腎中之火。知母能清肺金滋腎之化源。千金方治小兒重舌。黃柏浸竹瀝塗之。甚妙。

▲黃精

【性味】味甘。性平。無毒。

【功用】補中益氣。安五臟。益脾胃。潤心肺。塡精髓。助筋骨。除風濕。下三尸蟲。以其得坤土之精。久服不飢。卻病延年。

【產地】山野自生之多年生草。各處有之。種類頗多。綱目山草類。

▲黃耆

【性味】味甘。性溫。無毒。

【功用】生用固表。無汗能發。有汗能止。溫分肉。實腠理。補肺氣。瀉陰火。解肌熱。炙用補中益元氣。溫三焦。壯脾胃。生血生肌。排膿內託。瘡癰聖藥。痘證不起。陽虛無熱者宜之。

【產地】我國山西陝西均有出產。山西綿上者佳。

綱目山草類。

【形態】莖臥地成蔓狀。葉爲羽狀複葉。根肥大。短而理橫。味苦者不堪入藥。

【禁忌】茯苓爲使。惡龜甲白鮮皮。畏防風。

【雜論】黃耆極滯胃口。胸胃不寬者勿用。實表。有表邪及表旺者勿用。助氣。氣實者勿用。多怒則肝氣不和。亦禁用。陰虛者宜少用。恐升氣於表。而裏愈虛爾。熬膏良。

▲黃藥子 附白藥子。

【性味】味苦。性平。無毒。

【功用】涼血降火。治惡瘡腫瘻。消癭解毒。亦治馬心肺熱病。

【產地】原產兩廣陝西等山中。今處處可以栽植。

綱目蔓草類。

【形態】其莖柔而有節。似藤非藤。根可療疾。

【禁忌】多服令人消瘦。

【附錄】

【白藥子】味辛。性溫。主散火涼血解毒。亦治馬熱病。

▲絲瓜 一名天羅。一名蠻瓜。

【性味】味甘。性冷（或作平）無毒。
【功用】涼血解毒。除風化痰。通經絡。行血脈。消浮腫。發痘瘡。治腸風崩漏。疝痔癰疽。滑腸下乳。
【產地】處處有之。用老絲瓜筋燒存性或搗汁。綱目蓏菜類。

▲絡石藤

【性味】味苦。性溫。（或作微寒）無毒。
【功用】堅筋骨。利關節。除邪氣。變白髮。去風氣。治風熱。大驚入腹。喉舌腫閉。癰腫不消。刀斧傷瘡。（搗敷）
【產地】其藤多絡於庭院牆壁之上。本經上品。藤類。
【形態】為蔓生之木本植物。葉長綠。長橢圓形。初夏開白花。結實成莢。藤葉皆可療疾。
【雜論】此物性質耐久。氣味平和。能調和心腎。而無峻補之患。治土邪干水之疾。大有殊功。

▲硇砂

【性味】性鹹苦辛。性熱。有毒。
【功用】消食破瘀。治噎膈癥瘕。去目翳胬肉。
【產地】產我國西北。乃鹵液結成。狀如鹽塊。置冷濕處即化。白淨者良。水飛過。醋煮乾如霜刮下用。綱目鹵石類。
【禁忌】熱毒之性。能爛五金。本草稱其化人心為血。亦甚言不可輕用爾。
【雜論】凡煮硬肉。投少許易爛。故治噎膈癥瘕內積。有殊功。鼻中息肉。硇砂點之即落。懸癰卒腫。硇砂五錢。綿裹含之。嚥津即安。

▲訶黎勒　一名訶子。

【性味】味苦酸澀。性溫。無毒。
【功用】泄氣消痰。斂肺收脫。除脹滿。下食積。利咽喉。通津液。開音止渴。治冷氣腹脹。膈氣嘔逆。痰嗽喘急。瀉痢脫肛。腸風崩滯。
【產地】產廣東等地。綱目喬木類。
【禁忌】嗽痢初起者勿服。雖酸澀卻又泄氣。氣虛者亦忌。性溫。若肺有實熱。瀉痢因濕熱。氣喘因火冲者。法咸禁之。
【雜論】生用清金行氣。熟用溫胃固腸。核止嗽及痢。

△琥珀

【性味】味甘。性平。無毒。
【功用】能通塞以甯心定魂魄。療癲邪。消瘀血。破癥瘕。生肌肉。合金瘡。治五淋。利小便。燥脾土。又能明目磨翳。
【產地】產新疆雲南廣東及南洋諸島。爲松脂入土。年久結成。綱目寓木類。
【禁忌】淡滲傷陰。凡陰虛內熱。火炎水涸者勿服。若血少而小便不利者。服之反致濕燥之苦。

△斑貓　一名斑蝥。

【性味】味辛。性寒。有毒。
【功用】大瀉。以毒攻毒。外用蝕死肌。傅疥癬惡瘡。內用破石淋。拔瘰癧疔腫。下猘犬毒。潰肉墮胎。
【產地】處處有之。綱目蟲類。
【形態】豆葉上蟲。黃黑斑文。去頭足。糯米炒熟。生用則吐瀉。人亦有用米取氣不取質者。
【禁忌】畏丹參巴豆。惡豆花甘草。

△斑鳩

【性味】味甘。性平。無毒。
【功用】益氣助陰陽。明目愈噎。血熱飲治蠱。
【產地】處處有之。綱目林禽類。

▲黑大豆

【性味】味甘。性寒（或作平）無毒。
【功用】能補腎鎮心明目。下氣利水。除熱祛風。活血解毒。消腫止痛。搗塗一切腫毒。煮食利大便。緊小者入藥更佳。鹽水煮食。尤能補腎。
【產地】處處有之。可以充食。造醬作豉。綱目穀類。
【禁忌】畏五參龍膽。猪肉。忌厚朴。得猪膽汁石蜜牡蠣杏仁前胡良。
【雜論】卒風不語。大豆煮汁。煎稠如飴。含之并飲汁。喉痺不語同上法。

▲鳧

即野鴨。附膏。

【性味】味甘。性涼。無毒。
【功用】補中益氣。平胃消食。治水腫及熱毒風。療惡瘡癤。殺臟腑一切蟲。
【產地】產水澤。似野鴨而小。蒼白文。多脂。冬月取之。五味炙食甚美。綱目水禽類。
【禁忌】日華曰。不可合胡桃木耳豆豉食。

【附錄】

【膏】滴耳治聾。

▲象皮

【功用】象肉壅腫。以刀刺之。半日即合。治金瘡不合者。用其皮灰。亦可熬膏入散。爲合金瘡之要藥。長肌肉之神丹。燒灰和油。敷下疳神效。
【產地】產印度等熱帶地方。綱目獸類。

▲蛤蚧

【性味】味鹹。性溫。有小毒。

【功用】補肺潤胃。益精助陽。治渴通淋。定喘止嗽。肺痿咯血。氣虛血竭者。宜之。

【產地】產兩廣與南山谷中。綱目鱗類。

【形態】首如蟾蜍。背綠色。斑點如錦紋。雄爲蛤。皮粗口大。身小尾粗。雌爲蚧。皮細口尖。身大尾小。雌雄相呼。屢日乃交。兩兩相抱。捕者擘之。雖死不開。不論牝牡。只可入雜藥。口含少許。奔走不喘者眞。藥力在尾。凡使去頭足。洗去鱗目。酥炙。或蜜炙或酒浸焙。

【禁忌】欬嗽由風寒外邪者。勿用。

▲蛤粉

【性味】味鹹。性寒。無毒。

【功用】清熱利濕。化痰定喘。止嘔解酒。潤肺滋腎。能除煩渴。利小便。

【產地】產鹹水海中。綱目介類。

【雜論】大抵海物鹹寒。功用略同。江湖蛤蚌。無鹹水浸漬。但能清熱利濕。不能軟堅。治口鼻中蝕疳。

▲童便　一名還元水。

【性味】味鹹。性寒。無毒。

【功用】降火滋陰。潤肺清淤。治肺痿失音。吐衄損傷。胞胎不下。凡產後血暈。敗血入肺。陰虛火嗽。火熱如燎者。惟此可以治之。

【產地】乃人之溺也。取十二歲以前童子。不食葷腥。去頭尾。取中間一段。清徹如水者用。當熱飲。則眞氣尚存。其行自速。綱目人類。

【禁忌】同人中白。

▲粟 即小米。

【性味】味鹹淡。性微寒。

【功用】補虛損。益丹田。開脾胃。利小便。治反胃熱痢。

【產地】產北方一帶。粱之小者爲粟。綱目穀類。

▲椒目 附椒根。

【性味】味苦辛。性寒（或作溫）無毒。

【功用】顓行水道。不行穀道。消水蠱除脹定喘。

【產地】產四川及各地。（參考川椒條）綱目味果類。

【附錄】

【椒根】辛熱殺蟲。煎湯洗脚氣及濕瘡。

▲越瓜 一名梢瓜。一名菜瓜。

【性味】味甘。性寒。無毒。

【功用】利腸胃。去煩熱。解酒毒。通小便。

【產地】江浙一帶及他處多產之，綱目蓏菜類。

▲景天 一名愼火草。

【性味】味苦酸。性寒。無毒。

【功用】專清熱毒。療諸種火丹。一切遊風。搗敷蛇齩。

【產地】多自生於高山上。亦可作盆栽。綱目石草類。

【禁忌】中寒者服之有大害。

▲款冬花

【性味】味辛甘。性溫。無毒。

【功用】潤肺。消痰。除煩。定驚。明目。治欬逆上氣。喘渴。喉痺。肺痿肺癰。欬吐膿血。爲治嗽要藥。

【産地】産陝西山西河北等地。綱目隰草類。

【形態】爲野山多年生草。亦可栽爲庭園。十一二月開花如黃菊。微見花未舒者良。揀淨花甘草水浸一宿暴用。得紫菀良。

【禁忌】杏仁爲使。惡皂角元參硝石。畏辛夷青箱麻黃連翹黃耆貝母。

△雄黃

【性味】味辛苦。性溫。有毒。

【功用】搜肝氣。散肝風。殺百毒。辟鬼魅。治驚癇。痰涎積聚頭痛。眩暈暑瘧。澼痢泄瀉。又能化血爲水。燥濕殺蟲。治勞疳蛇傷。敷楊梅疔毒。疥癬毒瘍。

【産地】産我國西部。南省間亦有之。綱目石類。

【形態】生山之陽。亦如雞冠。明徹不臭。重三五兩者良。醋浸入萊菔汁煮乾。生山之陰者。名雌黃。功用略同。劣者名薰黃。燒之者臭。只堪薰瘡疥。殺虫蝨。

【禁忌】血虛者大忌。

△鉤藤鉤

【性味】味甘。性微寒。無毒。

【功用】除心熱。平肝風。舒筋除眩。下氣寬中。治大人頭旋目眩。小兒驚啼瘛瘲。客忤胎風。發斑疹。主肝風相火之病。風靜火息。則諸證自平。祛肝風而不燥。庶幾中和。故小兒科珍之。

【産地】處處有之。有刺類釣鉤。故名。藤細多鉤者良。去梗純用嫩鉤。其功十倍。久煎則無力。綱目蔓草類。

【禁忌】但性稍寒。無火者勿服。

【雜論】聖惠方治卒得痫疾。鈎藤炙甘草各二錢。水煎服效。

△黍

【性味】味甘。性温。無毒。

【功用】益氣補中。

【產地】稷之黏者爲黍。綱目穀類。

【禁忌】久食令人多熱煩。

【雜錄】根治心氣疼痛煎湯温服。

△雲母

【性味】味甘。性平。無毒。

【功用】白色入肺。下氣堅肌。續絕。治瘖痢癰疽。

【產地】產四川及各省山中。種類甚多。顯有五色。以白色光瑩者爲上。綱目玉類。

【禁忌】澤瀉爲使。惡羊肉。

【雜論】金瘡出血。雲母粉傅之絕妙。

△開金鎖

【性味】味苦。性平。無毒。

【功用】祛風濕。治手足不遂。筋骨疼痛。與蒼朮。當歸同用甚效。

【產地】產江浙。綱目山草類。

【形態】苗高三四尺。葉如萆薢。根如何首烏而無稜。肉白色而無紋。

△酢醬草

【性味】味酸。性寒。無毒。

【功用】主塗瘡解毒。治熱渴淋痛帶下。

【產地】產道旁陰濕之處。其葉入藥。綱目石草類。
【禁忌】制砂汞硇礬砒石。
【雜論】蘇頌主治婦人血結。用一搦洗。暖酒服之。

十三畫

▲滁菊

【性味】味苦甘。性平。無毒。
【功用】祛風解毒。滋陰養肝。
【產地】菊之產於滁州者。花色白。綱目隰草類。參看甘菊花條。

▲滑石

【性味】味甘淡。性寒。無毒。
【功用】淡滲濕。滑利竅。寒瀉熱。色白入肺。清其化源而下走膀胱。以利水通六腑九竅津液。爲足太陽經本藥。治中暑積熱。嘔吐煩渴。黃疸水腫。脚氣淋閉。水瀉熱痢。吐血衄血。諸瘡腫毒。爲蕩熱除濕之要藥。消暑降火。散結通乳滑胎。
【產地】產山東及西南諸省山中。綱目石類。
【形態】色青白或黃白及銀灰色。以白而潤者良。
【禁忌】凡脾虛下陷及滑精爲禁之病。有當發表者有忌。石葦爲使。宜甘草。
【雜論】走泄之性。宜甘以和之。嘉言曰。天水散取其一甘一寒之意也。

▲楓香脂　卽白膠香。

【性味】味辛。性苦平。無毒。
【功用】活血解毒。止痛生肌。治吐衄咯血齒痛。風疹癧疽。金瘡外科。取用甚多。
【產地】處處有之。綱目香木類。

【形態】為落葉喬木。高二三丈。結實如圓球。俗名路路通。其脂色白微黃。能亂乳香。功亦相近。

▲楮實　一名穀實。附皮。葉。

【性味】味甘。性寒。無毒。

【功用】消水腫。療骨哽。明目軟堅。

【產地】南北各省多有之。綱目灌木類。

【形態】其木為造紙原料。花雌雄異株。實色紅。入藥宜水浸取沉者。酒蒸。

【附錄】

【皮】甘平。善行水。治水腫氣滿。

【葉】甘涼。祛濕熱。治老少下痢癨痢。

▲楊梅　附根皮。

【性味】味酸甘。性溫。無毒。

【功用】去痰止嘔。消食下氣。生津。和利五臟。能滌腸胃。除煩憒惡氣。燒灰服。斷下痢甚驗。

【產地】蘇杭最美。

【形態】青時酸紅。後變紫。味如蜜。鹽藏。蜜漬。糖收。火酒浸俱佳。

【禁忌】多食令人發熱。衄血。損齒及筋。忌生葱同食。發瘡致痰。

【附錄】

【根皮】解砒毒。煎湯漱牙痛。洗惡瘡。燒灰油調塗湯火傷。

▲椰子漿

【性味】味甘。性溫。無毒。

【功用】祛風。治吐血。消渴風熱。水腫。黑髮。（塗頭）久服烏鬚。

【產地】生於熱帶地方。栽時以鹽置根下。則易發育。綱目喬木類。

【形態】幹高五六丈。葉甚大。爲羽狀複葉。叢生幹頂。春日開花。雌雄同株。白色。葉間結實長尺許。徑四五寸。大如斗。瓤白如雪。其液甚甘美。凡子皮。子殼。子瓤。根皮等。皆可療疾。

【雜論】此物多飲令人昏醉。幷能動氣增渴。

▲榆白皮

【性味】味甘。性平滑利。無毒。

【功用】甘平滑利。入大小腸膀胱經。通二便。利諸竅。行經絡。滲濕熱。滑胎產。下有形留著之物。治五淋腫滿。嗽喘不眠。療疥癬禿瘡。消赤腫妬乳。

【產地】處處有之。綱目喬木類。

【形態】有赤白二種。采皮爲麵。荒年當糧可食。香料用之。黏滑甚於膠漆。去粗皮取白。

【雜論】小兒蟲瘡。榆皮末和猪脂塗綿上。覆之立瘥。火灼爛瘡。榆皮嚼塗之。

▲椶櫚

【性味】味苦濇。性平。無毒。

【功用】苦能瀉熱。濇可收脫。燒黑能止血。治吐衄崩帶。腸風下痢。惟去血過多。滑而不止者宜之。若早服。恐停瘀爲害。

【產地】產四川廣東等地。他省亦有之。樹皮入藥。綱目喬木類。

【用法】年久敗椶良。與髮灰同用尤佳。燒黑須存性。不可燒過。窨地上出火毒。

▲瑞香

【性味】味甘鹹。性平無毒。

【功用】主解毒。治急喉風。（用白花者研水灌之）

【產地】產南方山中。亦多種植於庭園。爲常綠小樹。有香氣。綱目芳草類。

【雜論】括要謂可治梅毒筋骨痛。花能稀痘。清頭目。治齒牙作痛。（含之）婦人乳巖初起。

▲葛根　附生葛汁。

【性味】味辛甘。性平無毒。

【功用】輕揚升發。入陽明經。能鼓胃氣上行。生津止渴。兼入脾經。開腠發汗。解肌退熱。爲治清氣下陷泄瀉之聖藥。療傷寒中風。陽明頭痛。血痢溫瘧。腸風痘疹。又能起陰氣。散鬱火。解酒毒。（葛花尤良）利二便。殺百藥毒。

【產地】處處有之。江浙尤多。綱目蔓草類。

【禁忌】上盛下虛之人。雖有脾胃病。亦不宜服。即當用者。亦宜少用。多則反傷胃氣。以其升散太過也。

【附　錄】

【生葛汁】大寒解溫病大熱。吐衄諸血。

▲萱草　亦名忘憂草。附根。

【性味】味甘。性涼。無毒。

【功用】煮食治小便赤澀。去煩熱。利濕熱。除酒疸。作葅利胸膈。安五臟。令人歡樂忘憂。輕身明目。

【產地】田野濕地處處有之。綱目隰草類。

【附　錄】

【根】治沙淋。下水氣。除酒疸。吹乳。乳癰腫痛。

▲菾菜　一名莙薘菜。附子。

【性味】味甘苦。性涼。微毒。（或作無毒）
【功用】瀉熱通陽。利五臟。通心膈。解風熱毒。療時行壯熱。止熱毒痢。又擣敷禽獸傷。
【產地】田圃中多植之。綱目柔滑菜類。
【禁忌】禹錫曰食之動氣。冷氣人食之必破腹。

【附　錄】

【子】醋浸揩面去粉滓。潤澤有光。

△萵苣　附子。

【性味】味苦。性冷。微毒。
【功用】瀉熱利腸。能通乳汁。殺蛇蟲毒。
【產地】產水田中。綱目柔滑菜類。
【雜論】小便尿血。萵苣菜擣敷臍上甚效。小便不通方同。

【附　錄】

【子】下乳汁。通小便。治痔漏陰腫下血損傷作痛炒用。

△葡萄

【性味】味甘澀。性平。無毒。
【功用】補身益氣養血。治筋骨濕痺。作酒用良。
【產地】多植於園圃山林間。法美諸國出產最盛。綱目蓏果類。
【禁忌】多食令人煩悶眼暗。

△葛仙米

【性味】味甘。性寒。無毒。
【功用】主解熱治痰火利膈腸胃。
【產地】產四川及南省深山中。生於山陰石上。拾遺諸蔬類。

【禁忌】其性寒。不宜多食。

▲落花生

【性味】味辛甘。性平無毒。
【功用】潤肺補脾。和平可貴。
【產地】產閩廣江浙等地。藤生花落地而結實。故名拾遺果類。

▲落得打

【性味】味甘。性平。無毒。
【功用】甘平治跌打損傷。及金瘡出血。並用根煎能行血。
【產地】處處有之。根入藥。拾遺草類。
【形態】莖高尺許。葉如白荷。根如玉竹而無節。擣爛則黏。

▲落雁木

【性味】味甘。性溫。無毒。
【功用】治風痛。腹滿虛脹。腳氣腫疾。婦人陰瘡乳泡。產後血氣痛。療折傷內損諸疾。
【產地】山野蔓生。綱目藤類。
【形態】蔓纏木上。葉似茶。無花實。籐葉皆可療疾。宜於四月採用。

▲萬年青　一名千年蒀。附子。

【性味】味甘苦。性寒。無毒。
【功用】瀉熱治咽喉急閉。（搗汁入米醋少許灌之吐痰立甦）外用敷瘡腫痔疾。
【產地】多栽植於庭園。處處有之。綱目隰草類。

【附錄】

【子】可催生。

▲**萹蓄** 一名扁竹。

【性味】味苦。性平。無毒。

【功用】利小便。治黃疸熱淋。殺諸蟲。治蚘齩腹痛。女子陰蝕。疥瘡諸疾。

【產地】處處有之。綱目隰草類。

【形態】葉細如竹。弱莖蔓引。促節。有粉。三月開紅花。

▲**葶藶子**

【性味】味辛苦。性大寒。無毒。

【功用】大能下氣。行膀胱水。肺中水氣膹急者。非此不能除。破積聚癥結。伏留熱氣。消腫除痰。止嗽定喘。通經利便。

【產地】河南陝西河北一帶多產之。綱目隰草類。

【形態】有甜苦二種。甜者力稍緩。宜大棗輔之。子如黍米。微長。色黃。糯米微炒。去米。或酒拌炒。

【禁忌】性峻不可混服。榆皮爲使。

▲**葈耳** 一名蒼耳。即詩卷耳。

【性味】味甘苦。性溫。無毒。

【功用】善發汗。散風濕。上通腦頂。下行足膝。外達皮膚。治頭痛目暗。齒痛鼻淵。肢攣痺痛。瘰癧瘡疥。遍身作癢。

【產地】生原野間。爲一年生之草本植物。綱目隰草類。

【禁忌】散氣耗血。虛人勿服。忌猪肉。

【雜論】千金翼治毒攻手足。腫痛欲絕。蒼耳搗汁漬之。幷以滓敷之立效。春用心。冬用子。

△葱白 附青葉。汁。

【性味】味辛。性平。無毒。
【功用】發汗解肌。通上下陽氣。治傷寒頭痛。時疾熱狂。陰毒腹痛。脚氣奔豚。益目睛。利耳鳴。通二便。氣通則血活。故治吐血衄血。便血痢血。折傷出血。乳癰風痺。通乳安胎。通氣。故能解毒。殺藥毒魚肉毒。蚯蚓毒。塗猘犬傷。
【產地】隨處皆可種植。綱目葷菜類。
【禁忌】多食令人神昏髮落。虛氣上冲。取白蓮鬚用。同蜜食殺人。同棗食令人病。合犬雉肉食。令人病血。

【附錄】

【青葉】治水病足腫。
【汁】金瘡出血。取葱炙熱。挼汁塗之。

△蜆肉 附蜆粉。

【性味】味甘鹹。性冷。無毒。
【功用】明目開胃。解酒毒。下濕氣。利小便。治消渴。
【產地】產於水中。綱目介類。

【附錄】

【蜆粉】塗一切濕瘡。

△蜈蚣

【性味】味辛。性温。有毒。
【功用】善走能散。治臍風撮口。驚癎瘰癧。蛇癥瘡甲。殺蟲墮胎。
【產地】處處有之。赤足者良。綱目蟲類。
【製法】取赤足黑頭者。火炙去頭足尾甲。將薄荷葉火煨用。

【禁忌】畏蜘蛛蜒蚰。雞屎桑皮鹽。

▲蜂蜜　亦名石蜜。附黃蠟。

【性味】味甘。性平。無毒。

【功用】能淸熱。補中。解毒。潤燥。止心腹肌肉瘡瘍諸痛。調營衛。通三焦。安五臟。和百藥。而與甘草同功。止嗽治痢。明目悅顏。同薤白擣塗湯火傷。煎煉成膠。通大便祕。

【產地】產南方諸省巖嶺間。今江浙多自養蜂羣。出蜜頗多。綱目蟲類。

【禁忌】同葱食害人。食蜜飽後。不可食鮓。令人暴亡。

【雜論】蜜與蠟。皆蜂所釀成。而蜜味至甘。蠟味至淡。故今人言無味者。謂之嚼蠟。

【附錄】

【黃蠟】甘淡而澀。微溫。止痛生肌。療下痢。續絕傷。

▲蜀黍　一名高粱。一名蘆穄。俗名蜀秫。又名蘆粟。

【性味】味甘濇。性溫。無毒。

【功用】溫中濇腸胃。止霍亂。黏者與黍米同功。可以救荒。

【產地】原產四川。今北方多種之。綱目穀類。

【形態】莖高丈許。狀如蘆荻。而內實。葉如蘆穗如帚。粒大如椒。紅黑色。米性堅實。黃赤色。

▲粳米　附泔。

【性味】味甘。性平。無毒。

【功用】平和五臟。補益氣血。色白入肺。除煩淸熱。利便止渴。有早中晚三收。晚者得金氣多。性涼。

尤能清熱。

【產地】處處有之。綱目穀類。

【雜論】北粳涼。南粳溫。赤粳熱。白粳涼。新粳熱。陳粳涼。

【附　錄】

【泔】（古名米瀋第二次者。清而可用。）清熱止煩渴。利小便。涼血。

▲粱

【性味】味甘。性平。無毒。

【功用】益氣和中。除煩渴。止霍亂下痢。利大小便。

【產地】處處有之。粟之大者爲粱。綱目穀類。

【雜論】諸粱比之他穀。最益脾胃。而黃粱尤得土氣之中和也。

▲稗　附根苗。

【性味】味甘辛苦。性微寒。無毒。

【功用】救荒。作飯食。益氣宜脾。

【產地】處處有之。綱目穀類。

【附　錄】

【根苗】金瘡及傷損出血不已。搗敷或研末摻之。即止。甚驗。

▲當歸

【性味】味甘苦辛。性溫。無毒。

【功用】爲血中氣藥。治虛勞寒熱。欬逆上氣。溫瘧澼痢。頭痛腰痛。心腹肢節諸痛。跌打血淋作脹。風痙無汗。痿痺癥瘕。癰疽瘡瘍。衝脈爲病。氣逆裏急。帶脈爲病。腹痛滿腰。溶溶如坐水中。及婦人諸不足。一切血證。陰虛而陽無所附者。潤腸胃。澤皮膚。去瘀生新。溫中養營。活血舒筋。

排膿止痛。使氣血各有所歸。故名。
【產地】產四川陝西者良。綱目芳草類。
【禁忌】極善滑腸。瀉者禁用。

▲預知子

【性味】味苦。性寒。無毒。
【功用】解毒療風。主殺蟲療蠱。治癘風瘻氣毒。
【產地】四川貴州。子與根均可療疾。綱目蔓草類。
【雜論】此物眞者難得。其根治蠱毒。尤勝於子。

▲膃肭臍　一名海馬腎。

【性味】味鹹。性大熱。無毒。
【功用】補陽固精。治陰痿精寒。鬼交屍疰。
【產地】產東海渤海。其陰莖及睾丸與臍相連接。斷取而用之。綱目獸類。
【禁忌】陽事易舉。骨蒸勞嗽者忌用。

▲硼砂

【性味】味甘鹹。性涼。無毒。
【功用】除上焦胸膈之痰熱。治喉痺口齒諸病。能柔五金而去垢膩。故治噎膈積塊。結核瘀肉。目翳骨硬。
【產地】出西番者。白如明礬。出南番者。黃如桃膠。綱目鹵石類。
【禁忌】證非有餘。切勿輕用。

▲飴糖

【性味】味甘。性温。無毒。
【功用】益氣補中。健脾化痰。潤肺止嗽。
【產地】以米麥製成。處處有之。綱目穀類。

【禁忌】過用能動火生痰。凡中滿吐逆。酒病牙疳。咸忌之。腎病尤不可服。

【雜論】仲景建中湯用之。取其甘以補脾緩中也。

▲鉛

【性味】味甘。性寒。無毒。(或作小毒)

【功用】墜痰解毒。安神明目。殺蟲烏鬚。

【產地】產山中。綱目金類。

【禁忌】性帶陰毒。傷人心胃。

【雜論】解硫黃毒。煎鉛湯服。卽解。

▲鉛丹　卽黃丹。附鉛粉。

【性味】味鹹。性寒。無毒。

【功用】內用鎭心安魂。墜痰消積。殺蟲治驚疳瘧痢。外用解熱拔毒。止痛去瘀長肉。性味沉陰損陽氣。

【製法】黑鉛加硝黃鹽礬。鍊成丸。用水漂去鹽硝砂石。微火炒紫色。攤地上去火毒。

【附錄】

【鉛粉】主治略同。亦名胡粉錫粉。時珍曰。鉛粉亦可代鉛丹熬膠。然未經鹽礬火煅。又有豆粉蛤粉雜之。只入氣分。不能入血分。入服食之。則大便色黑者。此乃還其本質。所謂色壞還爲鉛也。亦宜。

▲雉　卽野雞。

【性味】味酸甘。性微寒。無毒。

【功用】補中益氣力。止洩痢。治蟻瘻。

【產地】處處有之。羽毛美麗。綱目原禽類。

▲鳳仙子　一名急性子。附花。根葉。

【性味】味微苦。性溫。有小毒。

【功用】瀉輭堅。治產難積塊。噎膈骨硬。透骨通竅。

【產地】處處有之。爲栽植園圃之一年生草。綱目毒草類。

【禁忌】緣其透骨。最能損齒。與玉簪根同。凡服者不可著齒。多用亦戟人咽。

【雜論】危氏方用根搗爛。噙嚥。骨自下。雞骨尤效。即以溫水漱口。免損齒爲要。

【附錄】

【花】又名金鳳花。甘溫而滑。活血消積。治腰脇引痛不可忍。又治蛇傷。

【根葉】苦甘辛。散血通經。輭堅透骨。治杖撲腫痛。雞魚骨哽。誤吞銅鐵。

△雷丸

【性味】味苦。性寒。有小毒。

【功用】功專消積殺蟲。殺蟲之外無他長。能令人陰痿。

【產地】產河南陝西湖北等地。爲竹之餘氣。得霹靂而生。故名。綱目寓木類。

【禁忌】厚朴芫花爲使。惡葛根。

△鼠尾草

【性味】味苦。性微寒。無毒。

【功用】治寒熱瘰疾。水蠱。下痢膿血。久痢休息。（搗末飲服）瘰鼠瘻。

【產地】爲多年生草。處處有之。別錄下品。隰草類。

【形態】高約二三尺。莖方。葉對生。爲掌狀複葉。花淡紫色或白色。花與根葉皆可療疾。

【雜論】其花爲治痢之良品。

▲鼠婦

【性味】味酸。性溫。無毒。
【功用】利水道。去瘀積。治久瘧寒熱。婦人月閉。能墮胎。
【產地】處處有之。每生於卑濕處之甕器底下及土坎中。綱目蟲類。
【禁忌】孕婦忌用。

▲鼠藤莖

【性味】味甘。性溫。無毒。
【功用】除風氣。壯筋骨。益陽道。補衰老。好顏色。又能治五勞七傷。陰痿。小便數。白膠腳冷痛。（浸酒或濃煮服）
【產地】生於山野。鼠喜食之。故名。綱目蔓草類。
【形態】其莖纏附他物。葉似枸杞。花白有節。被鼠所齧莖。可以療疾。

鼠麴草 即佛耳草。

【性味】味甘。性平。無毒。
【功用】調中益氣。除痰止嗽。可爲救荒之用。
【產地】產山野陰地。綱目隰草類。
【雜論】雜米粉作糗食。甜美。荒年當糧最佳。

十四畫

▲蜜香

【性味】味辛。性溫。無毒。
【功用】辟惡。除臭氣。去邪鬼。治尸疰。心氣。
【產地】產南方諸省。亦沉香之類。綱目香木類。
【形態】樹高丈餘。皮青白色。葉似槐而長。花似橘而大子黑色木堅靭而香。可療疾。

▲蜜陀僧

【性味】味辛。性平。有小毒。

【功用】墜痰鎮驚。止血散腫。消積殺蟲。療腫毒。解狐臭。滅瘢點。染髭鬚。療瘧痢五痔。金瘡凍瘡。

【產地】產福建廣東等處。綱目金類。

【禁忌】食之令人寒中。

【雜論】出銀坑者難得。今用者乃傾銀爐底。入藥煮一伏時成者。

▲慈石 一名吸鐵石。

【性味】味辛鹹。性寒。無毒。

【功用】補腎益精。除煩祛熱。治羸弱周痺。骨節痠痛。恐怯怔忡。驚癇腫核。止金瘡血。通耳明目。

【產地】產於山中。能吸鐵。綱目石類。

【製法】色黑能吸鐵者眞。火煆醋淬。研末水飛。或醋煮三日夜。

【禁忌】重鎮傷氣。可暫用而不可久。柴胡爲使。惡牡丹。

▲慈鳥

【性味】味酸鹹。性平。無毒。

【功用】補勞助氣。治欬嗽骨蒸羸瘦。

【產地】處處有之。綱目林禽類。

【形態】似鴉而稍小。毛黑色而有紫綠光澤。能食害蟲。並知反哺其母。肉與膽汁皆可療疾。

▲慈菇

【性味】味苦甘。性微寒。無毒。

【功用】主治百毒。產後血悶。攻心欲死。產難。胞衣不出。搗汁服一升。又下石淋。
【產地】生水田中。處處有之。綱目水果類。
【禁忌】多食發腸風痔漏。崩中帶下。脚氣癱風。又使人乾嘔。損齒失顏色。皮肉乾燥。

▲榧子

【性味】味甘濇。性平。無毒。
【功用】能殺蟲。療痔。消積。
【產地】產江西河南等地。殼色紫褐。其仁黃色。綱目夷果類。
【雜論】多食引火入肺。大腸受傷。反綠荳。好食茶葉面黃者。每日食榧子七枚。以愈爲度。

▲榛

【性味】味甘。性平。無毒。
【功用】甘平調中開胃。益氣力。實腸胃。令人不肌健行。
【產地】產於山地。爲落葉亞喬木。綱目山果類。
【雜論】榛仁久留。最易油壞。

▲槐實

即槐角。附槐花。

【性味】味苦。性寒。無毒。
【功用】清肝膽。涼大腸。疏風熱。治煩悶風眩。痔血腸風。陰瘡濕癢。明目去淚。固齒烏髭。殺蟲墮胎。
【產地】槐樹處處有之。綱目喬木類。
【禁忌】槐性純陰。虛寒者宜戒。即虛熱而非實火。亦勿妄投。

【附　錄】

【槐花】味苦性涼。治風熱目赤。赤白痢泄。五痔腸風。吐崩便衄諸血。忌同槐實。合慈而陳久者佳。
微炒。

△榼藤子

【性味】味澀甘。性平。無毒。
【功用】主痔瘡。腸風血痢。脫肛。治喉痺腫痛。
【產地】產廣東。子紫黑色。綱目蔓草類。
【禁忌】痢疾初起。不宜止濇。故忌用之。

△漏盧

【性味】味苦鹹。性寒。無毒。
【功用】散熱解毒。通經下乳。排膿止血。生肌殺蟲。
治遺精尿血。癰疽發背。
【產地】出閩中。莖如油麻。枯黑如黍者眞。甘草拌
蒸。連翹爲使。

△熊膽　附肉。掌。

【性味】味苦。性寒。無毒。
【功用】涼心平肝。明目殺蟲。治驚癇五痔。
【產地】產陝西山西河南等地。生長山谷中。膽用
通明者佳。綱目獸類。
【禁忌】實熱則宜。虛家當戒。

【附　錄】

【肉】補虛羸。
【掌】禦風寒。

△瑪瑙

【性味】味辛。性寒。無毒。
【功用】主治目疾。
【產地】產我國西部。綱目玉類。

【形態】其形似玉。爲美石之一。
【禁忌】其質甚堅。不宜爲末久服。

▲蒼朮

【性味】味苦。性溫。無毒。
【功用】燥胃強脾。發汗除濕。能升發胃中陽氣。止吐瀉。逐痰水。消腫滿。辟惡氣。散風寒濕。爲治痿要藥。又能總解痰水氣血濕食六鬱。及脾濕下流腸風帶濁。
【產地】產河南江西安徽等處。今各地有之。出茅山堅小有硃砂點者良。糯米泔浸焙乾。同芝麻炒。以制其燥。綱目山草類。
【禁忌】燥結多汗者忌用。防風地榆爲使。
【雜論】因濕氣身痛者。蒼朮泔浸切煎取濃汁熬膏。白湯點服。

▲蒒草子

【性味】味甘。性平。無毒。
【功用】補虛羸損乏。溫腸胃。止嘔逆。久食健人。輕身不飢。可以救荒。
【產地】處處有之。大都產於海邊。綱目穀類。

▲蒲黃

【性味】味甘。性平。無毒。
【功用】生用性滑。行血消瘀。通經脈。利小便。祛心腹膀胱之熱。療撲打損傷。瘡癤諸腫。炒黑性澁。止一切血。崩帶洩精。
【產地】香蒲爲生於池沼之宿根草。處處有之。蒲黃乃其花粉也。綱目水草類。
【禁忌】無瘀者勿服。

【雜論】舌重生瘡。蒲黃末敷舌上。耳中出血。蒲黃炒黑研末摻入效。

▲蒲公英　一名黃花地丁。

【性味】味苦甘。性寒。無毒。

【功用】化熱毒。解食毒。消腫核。顯治疔瘡乳癰。亦爲通淋妙品。擦牙。烏鬚髮。白汁塗惡刺。

【產地】生於原野路旁。處處有之。綱目柔滑菜類。

【形態】葉如萵苣。花如單瓣黃菊。四時有花。花罷飛絮。斷之莖中有白汁。

【雜論】多年惡瘡。蒲公英擣爛貼之。甚妙。

▲蒔蘿子

【性味】味辛。性溫。無毒。

【功用】開胃理氣。健脾溫腸。補水臟。壯筋骨。治霍亂嘔逆。腹冷不食。兩脇痞滿。悶挫腰痛。膈氣。腎氣寒疝。小兒氣脹。殺魚肉毒。能食物臭氣。

【產地】處處有之。爲一年生草。綱目菜類。

【形態】高二三尺。葉細如絲。夏日開小黃花。瓣內曲。實橢圓微扁。子與苗皆可療疾。

【雜論】此物宜炒黃用。得酒良。得鹽則入腎。能發腎邪。爲治陰疝之妙品。

▲蒟蒻

【性味】味辛。性寒。有毒。

【功用】治消渴風毒癰腫。（搗敷）

【產地】爲山野植物。綱目毒草類。

【形態】爲多年生草。高二尺餘。葉爲掌狀複葉。花爲單性。根圓如珠。可療疾。

【禁忌】此物性冷而無益。體質虛寒者宜少用。生食防刺破咽喉。

▲蒴藋

【性味】味酸。性溫。有毒。

【功用】治風瘙癮疹。身癢濕痺。（作湯浴）虛疾不止。產後血暈。小便下血。惡露不除。（均煎服）小兒赤遊丹。療一切風疹。癰腫惡肉。

【產地】生卑濕之處。別錄下品。隰草類。

【形態】爲多年生草。莖高四五尺。夏開小白花。實粒小。十月熟則色紅。

▲蜣蜋

【性味】味鹹。性寒。有毒。

【功用】主墮胎。脂寒。狂陽癲疾。大小便祕。（炒去翅足。爲末熱酒服）脫肛。赤白下痢。痔瘡。（搗丸塞之。能引痔蟲出盡。永瘥）血淋。（研末水服）并治小兒重舌。寒熱驚癇。驚風疳疾。及疔腫疽瘡。一切惡瘡。

【產地】處處有之。本經下品。化生蟲類。

【形態】與金龜子相似。背有堅甲。全身黑如漆。如以人畜之糞。推轉爲丸。卽產卵其中。

【雜論】此物爲推陳置新之良品。入藥宜去足火炙用。勿置水中。令人作吐。

▲蜥蜴　俗名四脚蛇。

【性味】味鹹。性寒。有小毒。

【功用】破血滑竅。利小便水道。治水飲。五癥邪結氣。石淋下血。小兒陰㿗。（燒灰酒服）

【產地】生山野間。常棲於石壁之隙。捕食細蟲。本經中品。爬蟲類。

【形態】長七八寸至一尺。頭扁尾長。有四脚。雌者褐色。雄者青綠色。舌短。尾易斷。斷後復生。

【禁忌】惡硫黃蕪荑斑蝥。孕婦忌之。

【製法】雌雄並用。去頭足。酒炙或酥炙用。入傳尸藥。醋炙用。

△蜻蜓　又名蜻蛉。

【性味】性微寒。無毒。

【功用】主強陰止精。壯陽暖水臟。

【產地】處處有之。產河南之一種爲最大。其身綠色。翼薄如紗。綱目蟲類。

△蜘蛛

【性味】性微寒。有小毒。

【功用】主口喎。瘰癧結核。治蜈蚣蜂蠆螫傷。宜於外治。內服治乾霍亂嘔吐。脫肛㿗疝。小兒大腹痞症。

【產地】處處有之。種類甚多。宜用大腹深灰色者。綱目蟲類。

【禁忌】有毒之物。只宜外治。畏蔓青雄黃。

△輕粉

【性味】味辛。性冷。無毒（或作有毒）

【功用】殺蟲治瘡。劫痰消積。善入經絡。瘈瘲藥有用之。

【產地】大抵用水銀食鹽及白礬所製成。我國及日本皆造之。綱目石類。

【禁忌】不可輕服。得土茯苓黃連黑鉛鐵漿陳漿。能制其毒。

△遠志　附葉。

【性味】味苦辛。性溫。無毒。

【功用】能通腎氣上達於心。強志益智。聰耳明目。利九竅。治迷惑善忘。驚悸不寐。皮膚中熱。腎積奔豚。一切癰疽。敷服皆效。並善豁痰。

【產地】產山西皮白者佳。綱目山草類。

【禁忌】遠志交通心腎。並無補性。虛而挾滯者。同養血補氣藥用。資其宣導。臻於太和。不可多用獨用。純虛無滯者忌。畏珍珠藜蘆。得伏苓龍骨良。

【雜論】繆希雍本草經疏曰。癰疽皆從七情憂鬱惱怒而得。遠志辛能散鬱。

【附　錄】

【葉】名小草。益精補陰氣。治虛損夢洩。

▲辣茄

【性味】味辛苦。性大熱。無毒。

【功用】主溫中散寒。祛風發汗。開鬱行痰。治冷癖食滯。噎膈嘔逆。

【產地】處處有之。園圃亦多栽植。拾遺蔬類。

【形態】爲茄之一種。其味甚辣。茄實初生靑綠色。熟則變爲朱紅色。

【禁忌】多食動風火。發瘡痔。令人目盲齒痛咽腫。凡血虛有火者忌之。

▲豨薟草

【性味】味苦辛。性寒。無毒。

【功用】治纏綿風氣。四肢麻痺。筋骨冷痛。腰膝無力。風濕瘡傷。

【產地】處處有之。爲一年生草本植物。葉入藥。綱目隰草類。

【禁忌】長於理風濕。畢竟是燥血之品。恃之爲補。非是。

【雜論】搗汁熬膏。以生地甘草煎膏。煉蜜三味收之。酒調尤妙。

▲嘉魚　一名鮇魚。一名丙穴魚。

【性味】味甘。性溫。無毒。

【功用】治腎虛消渴。勞瘦虛損。

【產地】產四川雅安縣。及廣西蒼梧縣江中。春來隨水出穴。秋則逆水入穴。綱目有鱗魚類。

【形態】頭有黑點。長身細鱗。肉白如玉。脂多而味美。

▲魁蛤　一名瓦楞子。附肉。

【性味】味甘鹹。性平。無毒。

【功用】消老痰。破血癖。

【產地】產江海中。其殼似瓦屋之壟。故又名瓦楞子。火煅醋淬研。綱目介類。

【附　錄】

【肉】炙食益人。過多卽壅氣。

▲綠豆　附粉。

【性味】味甘。性寒。無毒。

【功用】清熱毒。解渴。去浮風。潤膚。利小便。治脹。厚腸胃。和脾。善治瀉痢。

【產地】處處有之。綱目穀類。

【禁忌】胃寒者不宜食。功在綠皮。去殼卽壅氣。

【附　錄】

【粉】撲痘瘡。潰爛良。

▲綠礬　一名皂礬。附絳礬。

【性味】味酸。性涼。無毒。
【功用】燥濕化痰。解毒殺蟲。利小便。消食積。散喉痺。
【產地】山西陝西等地皆產之。綱目鹵石類。
【形態】深青瑩潔者良。

【附錄】

【絳礬】煆赤名絳礬。能入血分。伐肝木。燥脾濕。

▲酸棗仁

【性味】味甘酸。性平。無毒。
【功用】生用酸平。專補肝膽。炒熟酸溫而香。亦能醒脾助陰氣。堅筋骨。除煩止渴。斂汗甯心。療膽虛不眠。痠痺久瀉。
【產地】產陝西河南等地。多生山野間。綱目灌木類。
【禁忌】肝膽二經。有實邪熱者勿用。炒香研。

▲酸漿

即燈籠草。附子。

【性味】味苦。性寒。無毒。
【功用】除熱利濕。清肺化痰。除煩滿。通小便。治上氣欬嗽。敷小兒閃癖。
【產地】產四川陝西等地。根莖花葉俱可用。綱目隰草類。

【附錄】

【子】酸平。與根莖花葉同功。天泡濕瘡。搗子敷之。或爲末油調。

▲墨

【性味】味辛。性溫。無毒。
【功用】功能止血生肌。飛絲塵芒入目。濃磨點之。

點鼻止衄。豬膽汁磨。塗諸癰腫。酒磨服。治胞胎不下。

【產地】以徽產爲著。綱目土類。

【雜論】惟松烟墨方可入藥。陳久烟細者爲佳。粗者不可用。

▲銅青 一名銅綠。

【性味】味酸。性平。無毒。

【功用】吐風痰。止金瘡。理血氣。治風熱。殺蟲有效。疳證亦宜。

【產地】凡銅壙開出後。久經風雨者多產之。綱目金類。

【禁忌】服之損血。以醋製銅刮用。

▲銀

【性味】味辛。性寒。無毒。

【功用】鎭驚。清熱解毒。其用與黃金相似。

【產地】生於鑛山中。各國皆有產之。綱目金類。

【禁忌】銀性重墜。不宜服用。即如銀箔爲衣之丸。亦宜少服。又銀可試毒。凡諸飲食物內之有毒者。如用銀器插入。須臾遂變黑色。

▲銀杏 一名白果。

【性味】味甘苦濇。性平。有小毒。

【功用】熟食溫肺益氣。定痰哮。斂喘嗽。縮小便。止帶濁。生食降濁痰。解酒消毒殺蟲。漿澤手面。浣油膩。

【產地】處處有之。綱目喬木類。

【禁忌】多食則收濇太過。令人壅氣臚脹。小兒發驚動疳。

△銀硃

【性味】味辛。性温。有毒。
【功用】破積滯。刼痰涎。散結胸。療疥癬惡瘡。殺蟲及蝨。
【產地】我國各地皆有之。綱目石類。
【製法】用石亭脂二斤。新鍋內熔化。次下水銀一斤。炒作青砂頭。至不見星時。研末置罐中。覆以石版。鐵絲縛定。鹽泥固濟。用火煆之。待冷取出。貼罐底者爲銀朱。貼罐口者爲丹砂。
【禁忌】其性燥烈。能爛齦攣筋。其功過與輕粉同。

十五畫

△劉寄奴

【性味】味苦。性温。無毒。
【功用】破血通經。除癥下脹。止金瘡血。
【產地】產陝西河南江南諸地。綱目隰草類。
【形態】一莖直上。葉尖長糙澀。花白蕊黃。如小菊花。有白絮。如苦藚。絮子細長。亦似苦藚子。莖葉花子皆可用。
【禁忌】多服令人吐痢。

△樟木

【性味】味辛。性温。無毒。
【功用】治霍亂惡氣。中惡鬼疰。心腸脹痛。宿食不消。手足痛風。脚氣。瘰疬癬風瘙。
【產地】產黔蜀閩廣等處。綱目香木類。
【形態】高六七丈。大者十圍。葉卵形。夏日開花。實如豌豆。其木聳直。有香氣。可供雕刻。凡木皮葉及製成之樟腦。樟腦油。樟腦精等。皆可療疾。

【雜論】此物辛烈芳香。爲去濕氣辟邪惡之良品。其屑煎湯。熏手足痛風。功效甚著。

△樟腦

【性味】味辛。性熱。無毒。

【功用】通關利滯。除濕殺蟲。置鞋中去脚氣。薰衣篋辟蛀蟲。

【產地】產福建廣東等地。綱目香木類。

【製法】以樟木切片。井水煎成。

△樗根白皮　附椿根皮。

【性味】味苦。性溫。無毒。

【功用】去肺胃之陳痰。治濕熱爲病。泄瀉久痢。崩帶腸風。夢遺滑精。有斷下之功。去疳䘌。

【產地】生山野間。處處有之。或曰香者爲椿。臭者爲樗。綱目喬木類。

【禁忌】苦寒之性。虛寒者禁之。腎家眞陰虛者亦忌。以其徙燥耳。痢疾積滯未盡者。勿遽用。勉強固澀。必變他證。

【附錄】

【椿根白皮】即香椿根皮。主用相做。力稍遜之。根東引者良。去粗皮。醋炙或蜜炙。忌猪肉熱麵。止入丸散。不入湯煎。

△熟地黃

【性味】味甘微苦。性微溫。無毒。

【功用】滋腎水。封塡骨髓。利血脈。補益眞陰。聰耳明目。黑髮烏鬚。又能補陰止久瀉。治勞傷風痺。陰虧發熱。乾欬痰嗽。氣短喘促。胃中空虛覺餒。痘證血虛無膿。病後脛股痠痛。產後臍腹急痛。

感證陰虧。無汗便閉。諸種動血。一切肝腎陰虧。虛損百病。爲壯水之主藥。

【產地】產陝西河南。綱目隰草類。

【禁忌】熟地黃性滯痰多。氣鬱之人。能窒礙胸膈。用宜斟酌。

【製法】作熟地黃法。揀取肥地黃沈水者數十斤。洗去沙土。略曬乾。別以揀下瘦小者數十斤。搗絞取汁。投石器中。浸漉令浹。入柳木甑放瓦鍋上蒸一日。曬幾日。令極乾。又蒸又曬。如是九次。鍋內倘有淋下地黃餘汁。亦必拌曬。使汁盡而乾。其地黃光黑如漆。味甘如飴。須瓷器收之。以其脂柔喜潤也。

△穀芽

【性味】味甘。性溫。無毒。

【功用】快脾開胃。下氣和中。消食化積。味甘氣和。具生化之性。故爲健脾溫中之聖藥。

【產地】處處有之。卽稻之初生細芽也。宜炒用。綱目穀類。

△穀精草

【性味】味辛甘。性溫。無毒。

【功用】功善明目退翳。兼治頭風喉痺。牙疼疥瘙。

【產地】處處有之。田中收穀後多有之。田低而穀爲水腐。得穀之餘氣結成。綱目隰草類。

△箬

【性味】味甘。性寒。無毒。

【功用】利肺氣。治諸血證。通小便。療喉痺。消癰腫。愈目疾。

【產地】南方平原川澤處處有之。綱目隰草類。
【禁忌】其汁塗面則發黑損容。

▲翦草根

【性味】味苦。性涼。無毒。
【功用】治一切失血病。惡瘡癬疥。風瘙瘻蝕生蟲。(浸酒服)
【產地】生於山澤。綱目蔓草類。
【形態】葉如茗而細。狀如茜草。又如細辛。根可療疾。
【雜論】此物與牡丹皮天門冬麥門冬同爲入上部血分之品。

▲翦春羅　亦名翦紅羅。

【性味】味甘。性寒。無毒。
【功用】治火帶瘡。(搗爛或爲末蜜調塗。)
【產地】爲多年生草。綱目隰草類。
【形態】莖高二尺許。葉卵圓。夏開花六瓣。多紅色。花葉皆可療疾。

▲蓼　又名水蓼。馬蓼。毛蓼。

【性味】味辛。性溫。無毒。
【功用】其子歸鼻。明目溫中。耐風寒。下水氣。治傷寒勞復。霍亂而腫。腎氣。小兒頭瘡。蝸牛咬毒。療癧瘍瘰癧。
【產地】生於水濱。爲一年生草。花紅白二種。美好可觀。子與莖葉根皆可療疾。
【雜論】此物多食令人吐水。壅氣損陽。

▲蓽茇　一作蓽撥。

【性味】味辛。性熱。無毒。

【功用】除胃冷。袪痰消食下氣。治水瀉氣痢。虛冷腸鳴。嘔吐酸水冷痰惡心痃癖陰疝。辛散陽明之浮熱。治頭痛。牙痛。鼻淵。

【產地】產兩廣及熱帶地方。綱目芳草類。

【禁忌】古方用此甚少。以其耗散眞氣。動脾肺之火。且損目耳。

▲蓮子

古名藕實。附蓮子中青心。蓮蕊鬚。

【性味】味甘濇。性平。無毒。

【功用】能交水火而媾心腎。安靜上下君相火邪。濇精氣。厚腸胃。治脾泄久痢。白濁夢遺。女人崩帶。一切血病。

【產地】產湖澤陂池。家園亦多種植。綱目水果類。

【禁忌】大便燥者勿服。去心皮蒸熟焙乾。得枸杞白朮山藥茯苓良。

【附錄】

【蓮子中青心】苦寒。清心去熱。

【蓮蕊鬚】甘平而濇。略與蓮子同功。清心通腎。益血固精。烏髮黑鬚，止夢洩遺精。吐崩諸血。小便不利者勿服。忌地黃葱蒜。

▲蓬草子

【性味】味酸濇。性平。無毒。

【功用】作飯食不飢。無異粳米。可以救荒。

【產地】生湖澤中。種類甚多。綱目穀類。

▲蓬莪朮

【性味】味苦辛。性溫。無毒。

【功用】主一切氣。又能通肝經。聚血行氣。消瘀通經。化食止痛。治心腹諸痛。冷氣吐酸。奔豚痃癖。

【產地】產我國南方。綱目芳草類。

【禁忌】虛人服之。積未去而眞已竭。兼以參朮。或庶幾耳。

▲蓬蒿菜　古名茼蒿。

【性味】味甘辛。性涼。無毒。

【功用】安心氣。和脾胃。消痰飲。利腸胃。

【產地】處處有之。綱目菜類。

【禁忌】此物多食動風氣。薰人心。令人氣滿。

▲蔓荊子

【性味】味苦辛。性平。無毒。

【功用】輕浮升散而搜風。通利九竅。治濕痺拘攣。頭痛腦鳴。目痛齒痛。頭面風虛之證。

【產地】產河南陝西江浙等省。綱目灌木類。

【禁忌】頭痛目痛。不因風邪而因血虛有火者忌之。元素云胃虛人不可食。恐生痰疾。惡石膏烏頭。

▲蔓菁子　卽蕪菁。一名諸葛菜。附根葉。

【性味】味苦辛。性平。無毒。

【功用】瀉熱解毒。利水明目。治黃疸腹脹。癥瘕積聚。小兒血痢。一切瘡疽。敷蜘蛛咬毒。

【產地】處處有之。綱目菜類。

【禁忌】實熱相宜。虛寒勿使。

【附錄】

【根】解酒毒。塗諸熱毒。擣敷陰囊腫大如斗。

【葉】利五臟。消食下氣。治嗽。

▲蘚草

【性味】味甘。性寒。無毒。
【功用】治暴熱喘息。小兒丹腫。
【產地】生於水濱。綱目水草類。
【形態】葉似澤瀉而小。花開青白色。莖可療疾。

△蓴菜　一名馬蹄草。卽蒓菜。

【性味】味甘。性寒。無毒。
【功用】治消渴熱痺熱疸。逐水解百藥毒蠱毒。下氣止嘔。療諸腫毒幷諸瘡。
【產地】生江浙之湖澤中。綱目柔滑菜類。

△蝸牛　又名負殼蜒蚰。

【性味】味鹹。性寒。有小毒。
【功用】利小便。治腫毒。療脫肛。筋急驚癇。喉痺。制蜈蚣蠍毒。
【產地】生池澤草樹及人家下濕之處。別錄中品。濕生蟲類。
【禁忌】多外用。少內服。以其性寒滑也。

△䖟蟲　一名地蜚蟲。

【性味】味苦。性寒。有毒。
【功用】攻血逼行經絡。墮胎只在須臾。
【產地】處處有之。噉牛馬血以爲生。去足翅炒。綱目蟲類。
【禁忌】非氣足之人實有畜血者。勿輕與。惡麻黃。

△稷　附莖。

【性味】味甘。性平。無毒。
【功用】益氣和中。宜脾利胃。
【產地】江淮以北。農田多種之。綱目穀類。

【附錄】

【莖】治通身水腫。煎湯浴之。

▲豌豆

【性味】味甘。性平。無毒。

【功用】理脾胃。治吐逆。泄痢。消渴。腹脹。研末塗癰腫痘瘡。

【產地】爲豆之一種。處處有之。綱目菽豆類。

▲黎豆 一名貍豆。

【性味】味甘微苦。性溫。有小毒。

【功用】溫中益氣。多食令人悶。

【產地】爲豆之一種。處處有之。綱目菽豆類。

▲麪筋 附粉。

【性味】味甘。性涼。無毒。

【功用】解熱和中。勞熱人宜煮食之。

【產地】以小麥麩入水揉洗而成者。綱目穀之造釀類。

【附錄】

【粉】甘涼和五臟。利經絡。醋熬成膏。消一切癰腫湯火傷。

▲醋

【性味】味酸苦。性溫。無毒。

【功用】散瘀。治產後血暈。（燒紅炭投醋中使聞其氣）除癥。療心腹諸痛。塗癰瘡腫。殺魚肉毒。愈黃疸黃汗。

【產地】爲米麥所釀製。陳久者良。綱目穀之造釀類。

【禁忌】多食損筋骨損胃損顏色。

△髮　一名血餘。

【性味】味苦。性平。無毒。

【功用】補陰消淤。治諸血病。血痢血淋。舌血鼻血。小兒驚熱。合諸藥煎膏。涼血去淤。長肉。胎髮尤良。補衰涸。

【產地】卽人之髮也。綱目人類。

【製法】皂莢水洗淨。入罐固煅存性。

△魴魚　一名鯿魚。

【性味】味甘。性溫。無毒。

【功用】調胃氣。利五臟。和芥食之。能助肺氣。去胃風。消穀。作鱠食之。助脾氣。令人能食。作羹臛食。宜人。

【產地】產各地河澤中。綱目魚類。

【禁忌】疳痢人勿食。

△鴉胆子　又名苦參子。

【性味】味苦。性平。無毒。

【功用】治久痢及休息冷積諸痢。療痔疾。

【產地】產廣東福建等地。拾遺草部。

【禁忌】生食能令人吐。忌鴨肉。

十六畫

△凝水石　卽寒水石。

【性味】味辛鹹。性寒。無毒。

【功用】大寒瀉熱。治時氣熱盛。口渴水腫。

【產地】鹽精滲入土中。年久結成。清瑩有稜。入水卽化。亦名寒水石。綱目鹵石類。

【雜論】古方所用寒水石。是凝水石。唐宋諸方用寒水石。卽石膏是也。

▲壁錢　又名壁蟢。

【性味】不詳。無毒。（或作有毒）

【功用】治牙蝕腐臭。（同人中白研末貼）喉痺鼻衄。（取汁注鼻中）小兒急疳。療金瘡出血。（取汁點之）

【產地】作巢壁上。其大如錢。故名。窠幕光白如繭。綱目卵生蟲類。

【形態】蜘蛛類。體扁平。黑褐色。八足而長。

▲樺皮

【性味】味苦。性平。無毒。

【功用】治傷寒黃疸。肺風毒。小便熱短。療乳癰。豌豆瘡。

【產地】產遼東及西北諸地。嫩江混同江間尤多。綱目喬木類。

【形態】幹高三四丈。葉卵形而尖。花雌雄同株。皮色白。有紫黑斑紋。與脂皆可療疾。

【雜論】此物能收肥膩。爲辟惡氣殺蟲蠹之良品。

▲橄欖　附核仁。

【性味】味甘濇酸。性溫無毒。

【功用】清肺開胃。下氣除煩。生津解酒。利咽喉。解諸毒。河豚毒。及魚骨哽。煑汁。

【產地】產福建廣西等地。綱目夷果類。

【雜論】凡解河豚毒及治諸魚骨哽。如無橄欖，卽以核磨汁。或研末。急流水調服。亦效。

【附錄】

【核】主治與橄欖同。

【仁】甘平而潤。脣吻燥痛。研爛敷之。

▲橘皮

又名陳皮。附化州橘紅。

【性味】味辛。性溫無毒。

【功用】爲脾肺氣分之藥。調中快膈。導滯消痰。定嘔止嗽。利水破癥。宣通五臟。統治百病。皆取其理氣燥濕之功。入和中藥。則留白。入疏通藥。則去白。去白名橘紅。兼能除寒發表。

【產地】以產廣東者爲勝。皮厚不脆。有猪鬃紋。陳久者良。

【禁忌】氣雖中和。亦損眞元。無滯勿用。

【雜論】治痰欬童便浸曬。治痰積薑汁炒。入下焦鹽水炒。

【附錄】

【化州橘紅】此卽橘紅之產於廣東舊化州境者。味苦辛。性溫平。無毒。其用主消痰止嗽。寬中醒酒。消油膩穀物食積。治傷寒胸中瘕熱。水穀失宣。神明不通。氣逆。羊癲瘋。解蟹毒。然其性峻削。能伐生氣。氣虛者不宜用。

▲澤漆莖

【性味】味甘。性微寒無毒。

【功用】退熱消痰。明目輕身。治瘧疾皮膚熱。齒痛。面目四肢浮腫。大腹水氣。陰氣不足。蠱毒脚氣。利大小腸。除癬蟲。

【產地】爲一年生草。處處有之。本經下品。毒草類。

【雜論】此物性能行水。與大戟相似。然善利男子陰氣。則與大戟不同。或誤爲大戟之苗。非也。小豆爲使。惡薯蕷。

▲澤瀉

【性味】味甘鹹。性微寒。無毒。

【功用】功顓利濕行水。治消渴痰飲。嘔吐瀉痢。腫脹水痞。脚氣疝痛。淋瀝陰汗。尿血洩精。一切濕熱之病。濕熱既除。則清氣上行。又能止頭旋。有聰耳明目之功。

【產地】產福建陝西河南山東等地。綱目水草類。

【形態】生於水澤池沼。根作圓球形。新鮮不蠹色白者佳。去皮鹽水拌或酒浸。

【禁忌】澤瀉善瀉。古稱補虛者誤矣。扁鵲謂其害眼者。確也。病人無濕。腎虛精滑。目虛不明。切勿輕與。畏文蛤。忌鐵。

▲澤蘭

【性味】味苦甘。性微温。無毒。

【功用】泄熱和血。散鬱舒脾。通九竅。利關節。破宿血。通月經。消癥瘕。散水腫。治產後血瀝腰痛。身面浮腫。吐血鼻衂。目痛頭風。癰毒撲損。

【產地】生於溪澗濕地。葉類薄荷。根紫黑色。綱目芳草類。

【禁忌】性雖和緩。終是破血之品。無瘀者勿輕用。

▲燈火

【功用】治小兒驚風。昏迷搐搦。竄視諸病。又治頭風脹痛。視頭額太陽絡脈盛處。以燈心蘸麻油點燈焠之良。外痔腫痛者。亦焠之。油能去風解毒。火能通經也。小兒初生。因冒寒氣欲絕者。勿斷臍。急烘絮包之。將胎衣烘熱。用燈炷於臍下。往來燎之。暖氣入腹內。氣回自甦。又燒銅匙柄熨烙眼弦內去風退赤。甚妙。

▲燈花

【產地】用胡麻油蘇子油燃燈之火也。綱目火類。

【功用】主治敷金瘡。止血生肉。小兒邪熱在心。夜啼不止。以二三顆燈心調。抹乳吮之。

【產地】卽燈草漬油燃燒時結成之花也。綱目火類。

▲燕窩　附燕窩脚。

【性味】味甘淡。性平。無毒。

【功用】大補肺陰。化痰止嗽。補而能淸。爲調理虛損癆瘵之聖藥。一切病之由於肺虛。不能淸肅下行者。用此皆可治之。開胃氣。已癆痢。益小兒痘疹。

【產地】產海濱山岩之洞穴中。爲金絲燕鳥啖魚後吐涎沫而結成者。可入煎藥。須用陳久色如糙米者。最佳。拾遺禽部。

【附錄】

【燕窩脚】色紅紫。名血燕。功用相倣。性重能達下。微鹹能潤下。治噎膈甚效。

▲獨活

【性味】味辛苦。性溫。無毒。

【功用】治傷風頭痛。頭暈目眩。風熱齒痛。痙癎濕痺奔豚疝瘕。

【產地】產四川陝西甘肅。或云產西羌者。名羌活。綱目山草類。

▲蕎麥

【性味】味甘。性寒。無毒。
【功用】降氣寬腸。治腸胃沉積。泄痢帶濁。敷痘瘡潰爛。湯火灼傷。
【產地】產北方甚多。綱目穀類。
【禁忌】虛寒者勿食。

▲蕤仁 一名白桵。

【性味】味甘。性微寒（或作溫）無毒。
【功用】消風清熱。和肝明目。退翳膜赤筋。理眥傷淚出。破心下結痰。除腹中痞氣。
【產地】產陝西河南等地。綱目灌木類。
【禁忌】目病不緣風熱而因於虛者。勿用。

▲蕁麻

【性味】味辛苦。性寒。有大毒。
【功用】殺蟲。治風疹初起。蛇毒。（搗塗）
【產地】爲多年生野草。綱目毒草類。
【形態】高三尺許。葉卵形而尖。有鋸齒。花小色白。凌冬不凋。葉之紫背者。可療疾。
【雜論】此物誤服。令人吐利不止。

▲蕨

【性味】味甘。性寒滑。無毒。
【功用】去暴熱。利水道。作蔬味甘滑。亦可醋食。澄粉甚滑美。
【產地】處處有之。綱目柔滑菜類。

▲蕪荑

【性味】味辛苦。性平。無毒。
【功用】散滿殺蟲。燥濕化食。祛五臟皮膚肢節風濕。心腹積冷。癥痛鼈瘕。痔瘻瘡癬。小兒驚疳冷痢。胃中蟲痛。

【產地】產山西河南等地。綱目喬木類。

【形態】形類楡莢。陳久氣羶者良。

【禁忌】脾胃虛者。雖有積勿槪投。

【雜論】牙蟲作痛。以蕪荑仁安蛀孔中及縫中。甚效。

△蕓薹 一名油菜。附子。油。

【性味】味辛。性溫。無毒。

【功用】散血消腫。擣貼游風丹腫。及乳癰。

【產地】處處有之。綱目葷菜類。

【禁忌】多食動疾發瘡。

【附錄】

【子】功用略同。治難產。

【油】能殺蟲。

△豬肉 附心血。肝。肚。肺。腎。腸。胆汁。腦。脬。脂膏。脊髓。蹄。懸蹄甲。尾血。

【性味】味鹹。性寒。有小毒。

【功用】療腎氣虛竭。狂病久不愈。其味雋永。食之潤腸胃。生精液。豐肌體。澤皮膚。

【產地】處處有之。種類頗多。綱目畜類。

【禁忌】其性陰寒。陽事弱者勿食。能生濕痰。易招風熱。傷寒及病初起人。尤爲大忌。豬肉反烏梅。桔梗。黃連。

【附錄】

【心血】用作補心藥之向導。蓋取以心歸心。以血導血之意。

【肝】入肝。諸血藥用爲向導。

【肚】入胃健脾。
【肺】補肺。治肺虛咳嗽。
【腎】鹹冷而通腎。治腰痛耳聾。
【腸】入大腸。治腸風血痔。
【膽汁】苦入心。寒勝熱。滑潤燥。瀉肝膽之火。明目療疳。醋和灌穀道。治大便不通。
【腦】治頭風。損男子陽道。
【脬】亦作胞。治遺溺疝氣。
【脂膏】潤燥利腸。散風解毒。殺蟲滑產。
【脊髓】補虛勞之脊痛。益骨髓以除蒸。
【蹄】煮湯通乳汁。洗敗瘡。
【懸蹄甲】治寒熱痰喘。痘瘡入目。五痔腸癰。
【尾血】和龍腦香治痘瘡倒靨。

▲豬苓

【性味】味甘苦淡。性平。無毒。
【功用】泄滯利竅。入膀胱腎經。升而能降。開湊發汗。利濕行水。與茯苓同。而泄較甚。治傷寒瘟疫大熱。懊憹消渴。腫脹淋濁。瀉痢痎瘧。
【產地】產四川及他省山中。多生楓樹下。塊如豬屎。故名。白而實者良。去皮。
【禁忌】宗奭曰。損腎昏目。潔古云。淡滲燥亡津液。無濕者勿服。

▲豬獾

【性味】味甘酸。性平。無毒。
【功用】長肌肉。治上氣虛乏。欬逆勞熱。水脹久不瘥。服丹石動熱。下痢赤白久不瘥。

▲豭鼠矢　附膽。肉。

【產地】產原野。爲野生之哺乳。乳動物。綱目獸類。

【性味】味甘。性微寒。無毒。

【功用】宣調陰陽。治傷寒勞復發熱。男子陰易腹痛。

【產地】處處有之。兩頭尖者。爲雄鼠矢。綱目鼠類。

【附錄】

【膽】明目汁滴耳中。治老聾。

【肉】治兒疳鼠瘻。

△霍山石斛　又名楓斗。

【性味】味甘鹹。性微寒。無毒。

【功用】養陰生津。主復熱刼之陰。生巳耗之津。

【產地】產於安徽霍山者。綱目石草類。

【形態】其形緊細。作捲曲狀。亦號楓斗。最良。

【禁忌】胃腎有虛熱者宜之。虛而無火者忌用。

【雜論】此物能救眞陰。惟須久煎頻服。乃能得力。

△醍醐

【性味】味甘。性冷利。無毒。

【功用】主添津補髓。明目清心。益中治怯。治風邪痺氣。頭痛心熱。外用療蝕瘡。潤瘡疥。

【產地】此爲釀製之物。西北之人多造之。其法合牛羊馬類諸乳。煉之爲酪。復由酪取酥。酥中之精爲醍醐。綱目畜類。

【禁忌】其性滑潤。宜於血熱枯燥之人。脾胃虛滑者禁用。

△鴿　一名鵓鴿。附卵。屎。

【性味】味鹹。性平。無毒。

【功用】解諸藥毒。及人馬久患疥。治惡瘡風癬。白癜癧瘍風。

【產地】處處有之。唯白色者入藥。綱目原禽類。

【附錄】

【卵】解瘡毒痘毒。

【屎】名左盤龍。消腹中痞塊。瘰癧諸瘡。療破傷風。及陰毒垂死者。人馬疥瘡。炒研敷之。驢馬和草飼之。消腫殺蟲。

▲鴨跖草

【性味】味苦大寒。無毒。

【功用】通利小便。下水氣。治寒熱。痰欬。濕痺。喉痺腫痛。大腹痞滿。下痢赤白。小兒丹毒。療疔腫癰疽。蛇犬咬毒。

【產地】爲平野自生之多年生草。綱目隰草類。

【形態】莖長尺許。色紫質柔。夏開藍色花。其汁青碧如黛。可爲繪畫顏料。莖可療疾。

▲穇子　一名龍爪粟。又名鴨爪稗。

【性味】味甘澀。無毒。

【功用】補中益氣。厚腸胃。濟飢。

【產地】産山東河南等地。綱目穀類

▲貓胞　附尿。肉。涎。

【性味】味甘酸。性溫。無毒。

【功用】治反胃吐食。（燒灰入硃砂末少許。壓舌下）甚效。

【產地】處處有之。綱目獸類。

【附錄】

【尿】（以薑或蒜擦牙鼻或生葱紝鼻中卽遺出。）治蜒蚰諸蟲入耳滴入卽出。

【肉】治瘺疰鼠瘻蠱毒。

【涎】治瘰癧。(刺破塗之)

▲錫

【性味】味甘。性寒。有小毒。
【功用】治惡毒風瘡。
【產地】產我國西南諸省山中。各國亦有出產。綱目金類。
【禁忌】以錫製器盛酒。越宿則有毒。凡以新錫器盛酒。浸漬日久。飲之或能殺人。

▲錦地羅

【性味】味微苦。性平。無毒。
【功用】治山嵐障毒瘡毒。並中諸毒。以根生研。酒服二錢七。即解。
【產地】生廣西山岩間。根似萆薢及栝樓。綱目山草類。

▲龍骨

【性味】味甘濇。性平。無毒。
【功用】能收斂浮越之正氣。濇腸益腎。安魂鎮驚。辟邪解毒。治多夢紛紜。驚癇瘧痢。吐衂崩帶。滑精脫肛。大小腸利。固精止汗。定喘斂瘡。皆濇以止脫之義。
【產地】舊說爲龍之枯骨。埋藏山間者。產山西四川等山岩中。實則爲一種化石。綱目鱗類。
【形態】白地錦紋。舐之粘舌者良。酒浸一宿。水飛三度。或酒煮酥炙火煅。亦有生用者。
【禁忌】忌魚及鐵。畏石膏川椒。得人參牛黃良。

▲龍腦香　一名冰片。

【性味】味辛。性溫（或云微寒）無毒。
【功用】通諸竅。散鬱火。逐鬼邪。聽耳明目。消風化濕。治驚癇痰迷。目赤膚翳。耳聾鼻瘜。喉痺舌出。骨痛齒痛。痘陷產難。三蟲五痔。
【產地】產廣東及印度安南等熱地。云是老杉脂。以白如冰。作梅花片者良。綱目香木類。
【禁忌】風病在骨髓者宜之。若在血脈肌肉。輒用腦麝。反引風入骨。如油入麵。莫之能出。目不明屬虛者。不宜入點。

△龍鬚菜

【性味】味甘微鹹。性寒。無毒。
【功用】清熱消癭。利小便。
【產地】海邊石上產之。綱目水菜類。
【形態】葉細如絲。長者尺餘。如髮菜而色白。

△龍齒

【性味】味澀。性平（或微涼）無毒。
【功用】鎮心安魂。治大人驚癇癲疾。小兒五驚十二癇。
【產地】產山岩中。爲化石之有齒狀者。綱目鱗類。

△龍膽草

【性味】味大苦。性大寒。無毒。
【功用】瀉肝膽之火。除下焦濕熱。治骨間寒熱。驚癇邪氣。時氣溫熱。熱痢疸黃。腳氣。咽喉風熱。赤睛胬肉。癰疽瘡疥。
【產地】山野自生之宿根草。綱目山草類。
【形態】其葉經霜雪不凋。根莖暗褐色。
【禁忌】大損胃氣。無實火者忌之。甘草水浸一宿。

曝用小豆貫衆爲使忌地黃。

▲龍眼肉

【性味】味甘。性平。無毒。

【功用】補心長智。悅胃培脾。療健忘與怔忡。能安神而熟寐。一切思慮過度勞傷心脾。及血不歸脾諸證。

【產地】產福建廣東四川等處。綱目夷果類。

【雜論】歸脾湯用爲向導者。五味入口。甘先歸脾也。凡心脾傷而血耗。致有健忘怔忡驚悸及吐血血崩腸風下血等證。歸脾湯能引血歸于脾而生補之也。

▲龍涎香

【性味】味微酸鹹。性溫。無毒。

【功用】其用能活血利水。助陽道。益精髓。通利血脈。治氣結癥結。心痛。諸淋。辟精魅鬼邪。逐勞蟲尸疰。

【產地】產海洋島中。其說不一。實爲水族之涎。吐於石上所結成者。拾遺鱗類。

▲龍蝨

【性味】不詳。（或作性溫。有小毒。）

【功用】主活血。治面上䵟黯赤氣。能令人美顏色。

【產地】產廣東廣西等地。拾遺蟲類。

【形態】爲有甲之蟲。居水中。亦能飛。

【禁忌】廣東人以爲饌。熏乾油潤食之。然其性有小毒。不宜多食。

▲鮑魚

【性味】味辛臭。性温。無毒。
【功用】主利毒消瘀。治婦女血枯。傷肝。崩中。療折傷。
【產地】產於海濱。無鱗有殼。腥臭特甚。綱目魚類。
【禁忌】孕婦食之。令子多疾。

十七畫

△檀香油

【性味】味苦。性温。無毒。
【功用】主開胃。除惡氣。止吐逆。治心腹疼。腰腎痛。（並塗擦之）消熱腫。
【產地】產滇粵等省。別錄下品。香木類。
【形態】爲常綠灌木。葉長卵圓形。端尖。其材堅重清香。可製扇柄小匣等物。有黃白紫三色。其油卽檀香榨取之油也。

△膽礬

又名石膽。

【性味】味酸辛。性寒。有小毒。
【功用】能蝕惡瘡。散癥積。涌吐風痰。治咽喉口鼻瘡毒及目患。
【產地】產山中。本經上品。石類。其成分爲化學用之硫酸銅。爲深藍色透明之結晶體。
【禁忌】胃弱人不宜多用。水英爲使。畏牡桂。菌桂。芫花。辛夷。白薇。

△薄荷

【性味】味辛。性涼。無毒。
【功用】能發汗。搜肝氣而抑肺盛。疏逆和中。宣滯解鬱。消散風熱。清利頭目。治頭痛頭風。中風失音。痰嗽口氣。語澀舌胎。眼耳咽喉。口齒諸病。皮膚癮疹。瘡疥驚熱。骨蒸。消宿食。止血痢。通關節。定霍亂。貓齩蛇傷。

【產地】蘇州所蒔者。莖小而氣芳最佳。江西者稍粗。次之。四川者更粗。又次之。野生者莖葉氣味都相似。入藥以蘇產者爲勝。綱目芳草類。

【禁忌】辛香伐氣。多服損肺傷心。虛者遠之。

▲薇銜 一名麋銜。一名鹿銜。

【性味】味苦。性平。無毒。

【功用】治風濕痺。歷節痛。驚癇賊風。鼠瘻癰腫。

【產地】產卑濕之地。各處有之。綱目隰草類。

【雜論】麋鹿一類也。蘇恭曰。南人謂之吳風草。一名鹿銜草。言鹿有疾。銜此草卽瘥也。

▲薤 一名藠子。

【性味】味辛苦。性溫。無毒。

【功用】下氣調中。散血生肌。泄下焦大腸氣滯。治泄痢下重。胸痺刺痛。肺氣喘急。安胎和產。塗湯火傷。

【產地】葉似韭而中空。根如蒜。取白用。綱目葷菜類。

【禁忌】滑利之品。無滯勿用。補虛之說。切勿信之。

▲薔薇根 附營實。

【性味】味苦澁。性冷。無毒。

【功用】除風熱濕熱。生肌殺蟲。治泄痢消渴。牙痛口糜。遺溺好眠。癰疽瘡癬。

【產地】處處有之。花有黃白紅紫數色。以黃心白色粉紅者入藥。綱目蔓草類。

【附錄】

【營實】子名營實。酸温。主治略同。

▲蔆 古名芰實。俗名菱角。

【性味】味甘。性寒。無毒。

【功用】安中消暑。止渴解酒。

【產地】生陂塘中。處處有之，有兩角三角四角之殊。綱目水果類。

【禁忌】多食傷人臟腑。損陽氣。

▲薑黃

【性味】味苦辛。性温。無毒。

【功用】破血下氣。除風消腫。性更烈於鬱金。治血積氣脹。產後敗血攻心。通月經。療撲損。片子者能入手臂。治風寒濕痺痛。

【產地】產我國四川廣東及安南印度等地。根莖黃褐色，綱目芳草類。

▲薏苡仁

【性味】味甘淡。性微寒。無毒。

【功用】健脾。治水腫濕痺。脚氣疝氣。泄痢熱淋。益土。所以生金。故補肺清熱。治肺痿肺癰。欬吐膿血。扶土。所以抑木。故治風熱。筋急拘攣。令人能食。

【產地】產河北陝西及安南等地。他處亦多種之。綱目穀類。

【禁忌】大便燥結。因寒筋急。勿用。

【用法】其力和緩。用之須倍于他藥。燥熱微研。

▲䗪蟲 一名地鼈蟲。

【性味】味鹹。性寒。有毒。

【功用】去血積。搜剔極周。主折傷。補接至妙。煎含而木舌冰消。水服而乳漿立至。仲景有大黃䗪蟲丸。以其有攻堅下血之功也。

【產地】處處有之。多生牆壁下土中濕處。綱目蟲類。

【形態】形扁小。六足。似鼈而無甲。

【禁忌】虛人有瘀斟酌用之。畏皂莢菖蒲。

▲螻蛄

【性味】味鹹。性寒。有毒。

【功用】通便而二陰皆利。逐水而十種俱平。貼瘰癧頗效。化骨哽殊靈。

【產地】產穴地糞壤中。夜則出外求食。處處有之。去翅足炒。綱目蟲類。

【禁忌】治水甚效。但其性急。虛人戒之。

▲蟋蟀

【性味】味辛鹹。性溫。無毒。

【功用】治小便不通。（水煎飲湯）婦人難產。（取乾者煎湯服）小兒遺尿。（焙乾滾水服）解蟲毒。（開水吞下一對）

【產地】生於陰濕之地。處處有之。綱目化生蟲類。

【形態】長六七分。全體黑色。雄者能鳴善鬥。末端有尾二。雌者翅短。尾間有產卵管一。

【雜論】此物能發痘。勝於桑蟲。鬥蟋蟀家冬則封盆。待其自死。乾之留爲產科痘科之用。入藥須成對者。

▲螺螄　一名蝸蠃。附殼。

【性味】味甘。性寒。無毒。

【功用】明目下水。止渴醒酒。解熱。利大小便。消黃疸水腫。治反胃痢疾。脫肛痔漏。

【產地】產淡水中。與田螺同類異種。綱目介類。

【雜論】時珍曰。螺乃蛤蚌之屬。大抵與蛤粉蚌粉蚶蜆之類同功。合而觀之。自可神悟也。

【附錄】

【殼】瀉濕熱。主治痰飲及胃脘痛。反胃。膈氣。痰嗽鼻淵。脫肛痔疾。瘡癬下疳。湯火傷。

▲糞蛆 一名五穀蟲。

【性味】味甘苦鹹。性寒。無毒。

【功用】治熱病譫妄。毒痢作吐。小兒疳積疳瘡。

【產地】卽糞中之蛆蟲。須漂淨曬乾。或炒或煅爲末。拾遺蟲類。

▲翹搖 俗名花草。附花草子。

【性味】味辛。性平。無毒。

【功用】利五臟。明耳目。去熱風。止熱瘧。煮服明耳目。治血。平胃。長食不厭。甚益人。令人輕健。

【產地】爲越年野生草。綱目柔滑菜類。

【附錄】

【花草子】活血明目。今藥肆中以此僞充沙苑蒺藜。

▲鋮砂

【功用】消水腫黃疸。散癭瘤。烏鬚髮。

【產地】此是作鋮家磨濾細末也。須眞鋼砂乃堪用。綱目金類。

▲鍾乳 一名鵝管。

【性味】味甘。性温。無毒。

【功用】強陰益陽。通百節。利九竅。補虛勞。下乳汁。

【產地】產廣西陝西等山洞中。綱目石類。

【形態】出銅穴中。石液凝成。垂如冰柱。如鵝翎管。碎之如爪甲。光明者眞。

【禁忌】其氣悍慓。令陽氣暴充。飲食倍進。昧者得此肆淫。發爲癰疽淋濁。豈鍾乳之罪耶。大抵命門火衰者可暫用之。否則便有害矣。蛇床爲使。畏紫石英。惡牡丹。忌胡荽葱蒜羊肉參朮。

▲霜

【性味】味甘。性寒。無毒。

【功用】解酒熱。治傷寒鼻塞。酒後諸熱。面赤。和蚌粉敷暑月痱瘡。及腋下赤腫立瘥。

【產地】處處有之。凡收霜以雞羽掃入瓶中。密封陰處。久而不壞。綱目天水類。

▲鮫鯉　一名穿山甲。

【性味】味鹹。性寒。有毒。

【功用】顓能行散。通經絡。行病所。治風濕冷痺。通經下乳。消腫潰癰。止痛排膿。和傷發痘。風瘧瘡科。須爲要藥。以其食蟻。又治蟻瘻。

【產地】產兩廣湖南等地之深山中。南洋羣島亦多有之。全身被角質之鱗甲。綱目鱗類。

【形態】如鼉而小。似鯉有足。尾甲力更勝。或生或燒。酥炙。童便炙。油煎土炒。

【禁忌】性猛。用宜斟酌。癰疽已潰。痘瘡挾虛大忌。

▲鵜鶘油　一名淘鵝油。

【性味】味鹹。性溫滑。無毒。

【功用】塗癰腫。治風痺。透經絡。通耳聾。

【產地】剝取其脂。熬化爲油。綱目水禽類。

【雜論】時珍曰。淘鵝油性走。能引諸藥透病所拔毒。故能治聾痺腫毒諸病。

▲鵝

附鵝血。鵝卵。

【性味】味甘。性溫。有毒。（或作無毒）

【功用】發風發瘡。火熏者尤毒。

【產地】處處有之。爲家禽之一。綱目水禽類。

【附　錄】

【鵝血】愈噎膈反胃。

【鵝卵】甘溫補中益氣。多食發痼疾。

▲麋茸

【性味】味甘。性溫。無毒。

【功用】滋氣益腎。主血虛勞損。筋骨痠痛。補腎脈。益陽道。功用與鹿相倣。而溫性差減。

【產地】產江蘇山東之山谷中。似鹿而稍大。綱目獸類。

【雜論】鹿角堅而麋角鬆。鹿角小而麋角大。鹿角單而麋角雙。皮作靴襪。除邪氣。

十八畫

▲礜石

【性味】味辛。性大熱。有毒。

【功用】治堅癖痼冷寒濕風痺。外用蝕瘡。去鼻中瘜肉。鼠食之卽死。用以殺鼠。

【產地】產於火山岩中。山無雪。入水不冰。綱目鹵石類。

【禁忌】生用能破人心肝。旣能殺鼠。卽能殺人可知也。

▲檳榔

【性味】味苦辛。性溫。無毒。

【功用】破滯散邪。瀉胸中至高之氣。使之下行。性如鐵石。攻堅去脹。消食行痰。下水除風。醒酒殺蟲。治痰癖癥結。瘴癘瘧痢。水腫脚氣。大小便氣祕。裏急後重。

【產地】產南方熱地。及安南暹羅等處。綱目夷果類。

【形態】雞心尖長。破之作錦紋者良。

【禁忌】忌火。氣虛下陷者。所當遠避。

▲瞿麥 俗名洛陽花。

【性味】味苦。性寒。無毒。

【功用】降心火。利小腸。逐膀胱邪熱。爲治淋要藥。破血利竅。決癰消腫。明目去翳。通經墮胎。

【產地】爲山野河磧自生之宿根草。花大如錢。紅白斑斕。色甚嫵媚。俗名洛陽花。用蕊殼。綱目隰草類。

【禁忌】小腸虛者忌服。恐心熱未除。而小腸復病矣。當求其屬以衰之。丹皮爲使。惡螵蛸。

▲醬

【性味】味鹹。性冷。無毒。

【功用】殺百熱。及熱湯火毒。並一切魚肉菜蔬蕈毒。

【產地】用麥類豆類所製成。入藥當用豆醬。陳久彌佳。綱目穀類。

▲獺肝 附肉。

【性味】味甘鹹。性溫。無毒。
【功用】止嗽殺蟲。治傳尸鬼疰。
【產地】生於近水之處。綱目獸類。

【附錄】

【肉】甘鹹寒。治骨蒸勞熱。血脈不行。營衛虛滿。及女子經絡不通。血熱大小腸祕。療疫氣溫病。及牛馬時行病。不宜多食。消男子陽氣。

▲蟲白蠟

【性味】味甘。性溫。無毒。
【功用】生肌止血。定痛。補虛。續筋接骨。
【產地】此爲一種小蟲。食冬青樹汁。久而化爲白脂。黏敷樹枝。至秋刮取。以水煮溶濾。置冷水中。則凝聚成塊。綱目蟲類。

▲蟬蛻 附蚱蟬。

【性味】味甘。性寒。無毒。
【功用】發痘疹。退目翳。催生下胞。治皮膚瘡瘍癮疹。中風失音。止小兒夜啼。
【產地】處處有之。蟬類甚多。惟大而色黑者入藥。洗去泥土翅足。漿水煮曬乾。綱目蟲類。

【附錄】

【蚱蟬】治小兒驚癇夜啼。殺疳去熱。出胎下胞。

▲薺菜 附根。子。花。

【性味】味甘。性溫。無毒。
【功用】利五臟。益肝和中。
【產地】爲野生之植物。處處有之。綱目柔滑菜類。

【附錄】

【根】益胃明目。治目痛。同葉燒灰。治赤白痢極效。
【子】名蒫實。又名箱蕒子。去風熱毒。明目。治目痛青盲。

【花】治久痢。辟蚊蛾。

▲薺苨

【性味】味甘。性寒。無毒。

【功用】和中利氣。明目。止疼痛。治溫病狂熱欬嗽消渴。強中。療瘡毒疔腫。解一切毒。

【產地】爲山野多年生草。別錄中品山草類。

【雜論】根莖皆可療疾。爲利肺解毒之良品。

▲薺薴

【性味】味辛。性溫。無毒。

【功用】治胸冷吐酸水。(生食)洩痢。療蟻瘻。(揉碎敷)

【產地】平地多有之。綱目芳草類。

【形態】葉似野蘇而稍長。有毛。氣臭。與根皆可療疾。

▲藁本

【性味】味辛苦。性溫。無毒。

【功用】爲太陽經風藥。寒鬱本經。頭痛連腦者必用之。治督脈爲病。脊強而厥。又能下行去濕。治婦人疝瘕。陰寒腫痛。腹中急痛。胃風泄瀉。粉刺酒皶。

【產地】爲深山自生之草本植物。根紫色似芎藭。而輕虛。氣香味麻。綱目芳草類。

【禁忌】頭痛挾內熱及傷寒發於春夏陽證頭痛。不宜進也。惡藺茹。

▲藕 附蓮花。藕節。

【性味】味甘性寒。無毒。
【功用】生用涼血散瘀。止渴除煩。解酒毒蟹毒。治上焦痰熱。小便熱淋。傷寒時氣。煩渴。罨金瘡傷折。熟搗塗坼裂凍瘡。澄粉可口。煮熟甘平。
【產地】產湖澤陂池。處處有之。綱目水果類。

【附錄】

【蓮花】貼天泡濕瘡甚效。
【藕節】濇平解熱毒。消瘀血。療產後血悶。止吐衄淋痢。一切血證。

▲鎖陽

【性味】味甘。性溫。無毒。
【功用】補陰益精。興陽潤燥。養筋治痿。弱滑大腸。
【產地】生北地山野間。甘肅酒泉縣產者良。綱目山草類。
【形態】鱗甲櫛比。狀類男陽。酥炙。
【禁忌】洩瀉及陽易舉而精不固者忌之。

▲雞

附雞冠血。雞子。雞肫皮。雞屎白。

【性味】味甘。性溫。無毒。
【功用】治勞羸。益精血。補虛溫中。
【產地】處處有之。爲家禽之一。種類甚多。綱目原禽類。

【附錄】

【雞冠血】治中惡驚忤。塗口眼喎斜。治蜈蚣。蚯蚓。蜘蛛。螫毒。
【雞子】甘平。鎮心安五臟。益氣補血。清咽開音。散熱定驚。止嗽止痢。安胎利產。多食令人滯悶。
【雞肫皮】一名雞內金。一名膍胵。甘平性濇。雞之脾也。能消水穀。除熱止煩。通小腸膀胱。治瀉痢便數遺溺溺血。崩帶腸風。膈消反胃。小兒食瘧。男用雌。女用雄。

【雞屎白】微寒。下氣。消積。通利大小便。內經用治蠱脹。合米炒治米癥。醋和塗蚯蚓螋蚣齩毒。

▲雞㙇

一名鷄菌。

【性味】味甘。性平。無毒。

【功用】益胃清神治痔。

【產地】產雲南。生沙地間之蕈也。綱目芝栭類。

▲雞蘇

一名水蘇。一名龍腦薄荷。

【性味】味辛。性微溫。無毒。

【功用】溫清肺下氣。理血辟惡消穀。治頭風目眩。肺痿血痢吐衂崩淋。喉腥口臭。邪熱諸病。

【產地】處處有之。綱目芳草類。

【形態】方莖中虛。似蘇葉而微長。密齒面皺。

【禁忌】辛烈之物。走散眞氣。虛者宜愼。

▲雞血藤膠

【性味】不詳。

【功用】活血生血。宣經絡。通七竅。和氣血。止諸痛。治風寒濕痺。筋骨痠痛。轉筋。胃寒。虛損。癱瘓。手足痲木。婦女乾血。

【產地】產雲南。爲鷄血藤脂所熬成之膠也。拾遺藤類。

【禁忌】血少燥熱者。不宜服。時忌食酸冷之物。

▲雞脚草

【性味】味苦。性平。無毒。

【功用】莖。治赤白久痢成疳。根。行血去風。治大痲風。鶴膝風。鷄爪風。子能明目。清肝。去星翳。

【產地】生於澤畔。綱目雜草類。

【形態】赤莖對葉形如百合。子。莖。根皆可療疾。

▲雞腸草

【性味】味微辛苦。性平。無毒。

【功用】治遺溺。小便利。小兒疳䘌。（燒敷）赤白痢。（取汁和蜜服）風丹癢痛。手足水傷爛。（洗之）消腫毒。

【產地】平臥於地。隨處皆生。別錄下品菜類。

【形態】春生莖高七八寸。葉橢圓形。春開小紫花。至秋結實。中有細子。

▲雞冠花　附子。苗。

【性味】味甘。性涼。無毒。

【功用】治痔漏下血。赤白下痢。崩中赤白帶下。

【產地】處處有之。花有紅白二種。綱目隰草類。

【附　錄】

【子】治腸風瀉血。赤白痢。崩中帶下。炒用。

【苗】治瘡痔及血病。

▲覆盆子　附葉。

【性味】味甘酸。性溫。無毒。

【功用】益腎臟而固精。補肝虛而明目。起陽痿。縮小便。續絕傷。美顏色。烏鬚髮。女子多孕。同蜜爲膏。治肺氣虛寒。

【產地】多生於山野向陽之林木中。處處有之。綱目蔓草類。

【用法】去蒂淘淨。搗餅。用時酒拌蒸。

【禁忌】性固澀。小便不利者勿服。

【附錄】

【葉】絞汁。滴目中。出目弦蟲。除膚赤。收濕止淚。

▲**鵲**

【性味】味甘。性寒。無毒。

【功用】瀉熱通淋。消結熱。治消渴。去風。及大小腸澀。幷四肢煩熱。胸膈痰結。

【產地】處處有之。入藥用雄。綱目林禽類。

▲**鯉魚**　附骨。胆。

【性味】味甘。性平。無毒。

【功用】下水氣。利小便。治欬逆上氣。脚氣黃疸。妊娠水腫。作羹治崩漏痔瘻。

【產地】產河湖池沼中。各地有之。綱目有鱗魚類。

【附錄】

【骨】燒灰療魚骨哽。

【膽】苦寒益智明目。

▲**鯇魚**　俗名草魚。

【性味】味甘。性溫。無毒。

【功用】暖胃和中。

【產地】處處有之。綱目有鱗魚類。

【雜論】李廷飛云。能發諸瘡。

▲**鯽魚**　附子。

【性味】味甘。性溫。無毒。

【功用】有和胃實腸行水之功。

【產地】產各地之河湖中。綱目有鱗魚類。

【禁忌】忌麥冬芥菜沙糖豬肝。

【附錄】

【子】調中益肝氣。

△鯊魚翅 一名鮫魚。附肉。

【性味】味甘。性平。無毒。

【功用】補五臟。尤有益於肺臟。清金滋陰。補而不滯。味甚美。食品珍之。

【產地】產於熱帶下之海洋中。爲魚之胎生者。長達二丈餘。綱目無鱗魚類。

【附錄】

【肉】亦肥美。補五臟。甚益人。

△龜板 附龜尿。

【性味】味鹹。性寒。無毒。

【功用】補心資智。益腎滋陰。治虛不足。勞熱骨蒸。腰脚痠痛。久瀉久痢。久嗽痎瘧。癥瘕崩漏。五痔產難。陰虛血弱之證。

【產地】處處有之。生池澤及海水中。大者力勝。綱目介類。

【禁忌】雖腎虛而無熱者勿用。惡沙參。

【附錄】

【龜尿】走竅透骨。染鬚。治啞聾。龜胸龜背。以尿摩之。

十九畫

△櫟木皮

【性味】味苦。性平。無毒。

【功用】治水痢。瘰癧。惡瘡。風腫。（煎汁洗盡膿血）可作染料。

【產地】產於北方山東尤多。綱目喬木類。

【形態】高二三丈。堅實而重。斜理赤心。宜爲薪炭。

木皮與實及實殼皆可療疾。

▲孏酣草

【性味】味辛。性溫無毒。
【功用】辛溫芳香。暖中辟惡。去臭氣。止霍亂吐瀉。
【產地】今人俱種於盆內。綱目芳草類。
【形態】尖葉大如指甲。有枝梗。夏月開細紫花。成簇結子亦細。婦人摘其頭以插鬢。

▲藺茹

【性味】味辛。性寒。有小毒。
【功用】蝕惡肉。排膿血。殺疥蟲。除熱痺。破癥瘕。
【產地】產我國北地。綱目毒草類。
【形態】根如萊菔。皮黃肉白。葉長微闊。折之有汁。結實如豆。一顆三粒。甘草爲使。

▲藜蘆

【性味】味辛苦。性寒。有毒。
【功用】司蠱毒與喉痺。能殺蠱理疥癬。入口即吐。善通頂。令人嚏。風癇證多用之。
【產地】產陝西。他省亦有之。綱目毒草類。
【形態】生山谷中。根似葱。有鬚而多毛。
【禁忌】服之令人煩悶吐逆。大損津液。虛者愼之。黃連爲使。反細辛芍藥諸參。惡大黃。畏葱白。

▲蟶

【性味】味甘鹹。性寒無毒。
【功用】補陰主熱痢。煮食之。去胸中邪熱煩悶。治婦人產後虛熱。
【產地】生海泥中。乃海中蚌屬也。綱目介類。

▲蠍

【性味】味甘辛。性平。有毒。
【功用】治諸風眩掉。驚癎搐掣。口眼喎斜。瘧疾風瘡耳聾帶疝。厥陰風木之病。
【產地】產河南河北陝西等地。緊小者佳。綱目蟲類。
【雜論】全用謂之全蠍。去足焙尾。名蠍梢。其力尤緊。
【禁忌】似中風及小兒慢脾風病。屬於虛者。法咸禁之。

▲蟾蜍

一名癩蝦蟆。附蟾酥。頭。

【性味】味辛。性涼。有微毒。
【功用】療疳拔毒。退虛熱。行濕氣。殺蟲䘌。治瘡疽發背。
【產地】處處有之。生江湖池澤間。綱目蟲類。

【附錄】

【蟾酥】辛溫有毒。治發背疔腫。小兒疳疾腦疳。
【頭】功同蟾蜍。

▲羅晃子

【性味】味甘。性溫。無毒。
【功用】明目去翳。退熱止渴。降火消煩。養肝胆。解利風邪。治翻胃吐食。（取七枚煨存性。每日酒調下）蚘蟲攻心下痛。（同牽牛子各七枚。水煎服。蟲自下）小兒食泥土腹痛。癖痞積硬。
【產地】產廣西山中。綱目夷果類。
【形態】子狀如橄欖。又類蠶豆。味如煨栗。外有黑殼連肉。其皮七層。出橫州者皮九層。

▲鶩

卽鴨。附血。卵。頭。腦。

【性味】味甘微鹹。性平。無毒。

【功用】補陰除蒸。止嗽利水。治熱痢。化虛痰。

【產地】處處有之。爲家禽之一。綱目水禽類。

【形態】鴨有數種。惟毛白而烏嘴鳳頭者。爲虛勞聖藥。葛可久治瘵有白鳳膏。老者良。

【附錄】

【熱血】解金銀丹石砒霜諸毒。及中惡溺死者。塗蚯蚓皺瘡。

【卵】甘寒鹹。除心腹膈熱。多食損人。

【頭】通利小便。治水腫。

【腦】取塗凍瘡良。

▲鯔魚

【性味】味甘。性平。無毒。

【功用】開胃利五臟。肥健人。與百藥無忌。

【產地】產於近海。體圓頭扁。長者尺許。綱目有鱗魚類。

▲鯧魚

【性味】味甘。性平。無毒。

【功用】補益氣力。令人肥健。

【產地】產於近海。子有毒。食之令人利下。綱目有鱗魚類。

▲蟹

【性味】味鹹。性寒。有小毒。

【功用】除熱解結。散血通經。續筋骨。塗漆瘡。

【產地】處處有之。產河湖中。綱目介類。

【雜論】難產及子死腹中者。服蟹湯卽出。

【禁忌】性寒傷中敗胃。動風。大傷陰血。孕婦食之。令兒橫生。蟹爪墮胎。

二十畫

▲爐甘石

【性味】性甘。性温。無毒。

【功用】止血消腫。收濕祛痰。除爛退赤。去翳。爲目疾要藥。

【產地】產金銀坑中。金銀之苗也。四川雲南湖南及西北諸省皆有之。綱目石類。

▲穭豆　俗名馬料豆。

【性味】味甘苦濇。性温。無毒。

【功用】濇祛風。治賊風風痺。

【產地】產田野中。爲黑豆之細小者。綱目穀類。

【雜論】味劣無甚功用。止可作馬料。故俗呼馬料豆。

▲穬麥

【性味】味甘。性寒。無毒。

【功用】補中除熱。久服令人多力健行。

【產地】卽麥之一種。處處有之。綱目穀類。

▲蘇合香

【性味】味甘。性温。無毒。

【功用】通竅開鬱。辟一切不正之氣。殺精鬼。

【產地】產小亞細亞及我國新疆等地。或云出諸番合衆香之汁煎成。故又名蘇合油。綱目香木類。

【禁忌】今人濫用蘇合丸。不知諸香走散眞氣。每見服之。輕病致重。重病卽死。唯氣體壯實者。庶可暫服一二丸。否則當深戒也。

▲蘇木

【性味】味甘鹹。性平。無毒。

【功用】行血去瘀。宣表裏之風。治產後血暈。脹滿欲死。血痛血瘀。經閉氣壅。癰腫撲傷。排膿止痛。

【產地】出古之蘇方國。故又名蘇方木。交趾亦有。綱目喬木類。

【禁忌】無瘀滯者忌之。忌鐵。

▲蘆根　附蘆筍。

【性味】味甘。性寒。無毒。

【功用】和胃降火。治嘔噦反胃。客熱消渴。傷寒煩熱。止小便數。

【產地】生於水濕之地。取逆水肥厚者。去鬚節。綱目隰草類。

【禁忌】反胃嘔吐由於寒者。勿用。

【附　錄】

【蘆筍】能解魚蟹河豚毒。

▲蘆薈

【性味】味大苦。性大寒。無毒。

【功用】功專淸熱殺蟲。涼肝明目。鎭心除煩。治小兒驚癇。敷䘌齒濕癬。吹鼻殺腦疳。除鼻癢。

【產地】出波斯國。木脂也。味苦色綠者眞。綱目香木類。

【禁忌】脾胃虛者忌投。

▲蘑菰蕈　附土菌。

【性味】味甘。性寒。無毒。
【功用】益腸胃。理氣化痰。
【產地】產我國北地。亦可埋桑楮於土中。澆以米泔卽生。綱目芝栭類。
【形態】長二三寸。本小末大。色白柔輭。中空。狀如未開玉簪花。

【附錄】

【土菌】一名地蕈。甘寒有毒。燒灰敷瘡疥。

▲藿香

【性味】味辛甘。性微溫。無毒。
【功用】快氣和中。開胃止嘔。去惡氣。進飲食。治霍亂吐瀉。心腹絞痛。上中二焦邪滯。
【產地】產於廣東。綱目芳草類。
【形態】方莖有節。葉微似茄葉。古唯用葉。今枝梗亦用。因葉多僞也。
【禁忌】陰虛火旺。及胃氣作嘔者。戒用。

▲臘雪

【性味】味甘。性寒。無毒。
【功用】治時行瘟疫。宜煎傷寒火暍之藥。抹痱良，
【產地】卽以臘雪密封陰處。數十年亦不壞。綱目天水類。

▲醴泉　一名甘泉。

【性味】味甘。性平。無毒。
【功用】治心腹痛。疰忤鬼氣邪穢之屬。並就泉空腹飲之。又止消渴。反胃霍亂。亦以新汲者爲佳。
【產地】卽泉之味甘如醴者。不易多得。綱目地水類。

▲糯米 古名稻。

【性味】味甘。性溫。無毒。

【功用】痛脾肺虛寒。堅大便。縮小便。收自汗。發痘瘍。性黏滯難化。病人及小兒最宜忌之。凡素有痰熱瘋病及脾病不能轉輸。食之最能發病成積。

【產地】處處有之。卽稻之有黏性者。綱目穀類。

▲鐙芯

【性味】味甘淡。性微寒。無毒。

【功用】降心火。淸肺熱。利小腸。通氣止血。治五淋水腫。燒灰吹喉痺。塗乳止夜啼。擦癬最良。

【產地】生卑澤之地。處處有之。綱目隰草類。

【禁忌】中寒小便不禁者。勿服。

▲蠐螬

【性味】味鹹。性微溫。有毒。

【功用】主逐惡血。破癥積。明目下乳。取汁點目中青翳白膜。搗敷療丹毒。惡瘡痔漏。

【產地】產卑濕腐穢之地。處處有之。綱目蟲類。

▲黨參

【性味】味甘。性平。無毒。

【功用】補中益氣。生津。和脾胃。除煩渴。中氣微虛。用以調補。甚爲平安。

【產地】產於山西舊潞安府太行山中者佳。綱目山草類。

▲鰌魚 俗名泥鰍。

【性味】味甘。性平。無毒。
【功用】暖中益氣。醒酒解消渴。同米粉煮羹食。調中收痔。煮食療陽事不起。
【產地】生卑濕之地。處處有之。綱目無鱗魚類。

▲**鰕**　又作蝦。
【性味】味甘。性溫。有小毒。
【功用】托痘瘡。下乳汁。吐風痰。補虛壯陽。
【產地】處處有之。生江湖者大。池沼者小。綱目鱗類。

二十一畫

▲**續隨子**　一名千金子。
【性味】味辛。性溫。有毒。
【功用】行水破血。治冷氣脹滿。癥瘕痰飲。血積月閉。蠱毒鬼疰。利大小腸。下惡滯物。塗疥癬瘡。
【產地】產四川。今處處有之。綱目毒草類。
【形態】子淡褐色。去殼取色白者。研細紙包。壓去油。
【禁忌】攻擊猛鷙。腫脹月閉等證。各有成病之由。當求其本。不可概施。脾虛便滑者。服之必死。

▲**續斷**
【性味】味苦辛。性微溫。無毒。
【功用】補肝腎。通血脈。理筋骨。主勞傷。暖子宮。縮小便。止遺洩。破瘀血。治腰痛胎漏。崩帶腸風血痢。瘰癧痔腫毒。又主金瘡折跌。止痛生肌。女科外科需為上劑。
【產地】產山西陝西四川等地。綱目隰草類。
【禁忌】地黃為使。惡雷丸。

▲**蘭草**　又名省頭草。

【性味】味辛。性平。無毒。

【功用】功能消痰除惡。盪滌腸胃。故可推陳致新。生津止渴。治消渴。辟穢毒。

【產地】產池澤畔。處處有之。葉入藥。綱目芳草類。

▲**露水**

【性味】味甘。性平。無毒。

【功用】止消渴。宜煎潤肺之藥。秋露造酒。最清冽。百花上露。令人好顏色。

【產地】處處有之。綱目天水類。

▲**露蜂房**

【性味】味甘。性平。有毒。

【功用】治驚癇瘛瘲。附骨癰疽。根在臟腑。塗瘰癧成瘻。止風蟲牙病。敷小兒重舌。

【產地】處處有之。宜取露天樹上者。綱目蟲類。

【禁忌】其用以毒攻毒。癰疽潰後禁之。

▲**鐵**

【性味】味辛。性平。有毒。

【功用】鎮心平肝。定驚療狂。消癰解毒。

【產地】產於鑛山中。綱目金類。

【禁忌】畏慈石皂莢。

【雜論】煅時砧上打落者。名鐵落。如塵飛起者。名鐵精。器物生衣者。名鐵鏽。鹽醋浸出者。名鐵華。時珍曰。大抵借金氣以平木墜下解毒。無他義也。

▲**蠡實**　卽馬藺子。

【性味】味甘。性溫。無毒。
【功用】治小腹疝病。腹內冷積。水痢諸病。
【產地】陝西河南一帶多產之。爲山野自生之宿根草。實入藥。綱目隰草類。

△麝香　又名當門子。

【性味】味辛。性溫。無毒。
【功用】開經絡。通諸竅。透肌骨。治卒中。諸風諸氣。諸血諸痛。痰厥。驚癎。癥瘕。瘴瘧。鼻塞。耳聾。目翳。陰冷。辟邪解毒。殺蟲。墮胎。治果積。酒積。
【產地】產青海西藏陝西甘肅四川等處。牡麝之臍部有囊。分泌香質。曰麝臍香。給成顆粒者。曰當門子。綱目獸類。
【禁忌】走竄飛揚。內透骨髓。外徹皮毛。東垣云。搜骨髓之風。若在肌肉者誤用之。反引風入骨。丹溪云。五臟之風。忌用麝香以瀉衛氣。故證屬虛者。概勿施用。必不得已。亦宜少用。勞怯人及孕婦不宜佩帶。忌蒜。不可近鼻。防蟲入腦。

△鰣魚

【性味】味甘。性平。無毒。
【功用】補虛勞。療湯火傷。（蒸油儲瓶內埋土中。用時塗傷處）
【產地】初夏之時。產於江中。綱目有鱗魚類。

二十二畫

△鰻鱺　附骨。血。

【性味】味甘。性平。無毒。
【功用】去風殺蟲。治骨蒸勞瘵。濕痺風瘙。陰戶蝕癢。補虛損。

【產地】處處有之。產江湖溪潭中。綱目無鱗魚類。

【附錄】

【骨】燒烟。蚊化爲水。薰竹木。辟蛀蟲。置衣箱。辟諸蠹。

【血】痘疹入眼。以少許點之。

▲鸕鴣菜

【性味】不詳。

【功用】治小兒腹中蟲積。

【產地】產福建。生海濱石上。花微黑。拾遺諸蔬類。

二十三畫

▲鱓魚　又名鱔魚。附尾血。頭。

【性味】味甘。性溫。無毒。

【功用】大補五臟。除風濕。

【產地】處處有之。有水岸泥窟中。綱目無鱗魚類。

【附錄】

【尾血】療口眼喎斜。滴耳治耳痛。滴鼻治鼻衄。點目治痘後生翳。

【頭】治百蟲入耳。燒研綿裹塞之。

▲鱖魚

【性味】味甘。性平。無毒。

【功用】補虛勞。益脾胃。去瘀殺蟲。

【產地】產於江湖。綱目魚類。

【形態】扁形闊腹。巨口細鱗。背鰭有刺甚硬。色青有黑斑。腹淡白。

▲鱘魚　一名王鮪。

【性味】味甘。性平。有小毒。

【功用】補虛益氣。令人肥健。煮汁飲。治血淋。
【產地】產於近海深水中。綱目無鱗魚類。

▲鱘鱑魚　一名鱣魚。
【性味】味甘。性平。有小毒。
【功用】利五臟。肥美人。
【雜論】亦鱘屬也。

▲鷺鷥　一名白鷺。
【性味】味鹹。性平。無毒。
【功用】益脾補氣。治虛瘦。
【產地】生長江湖之濱。綱目水禽類。
【雜論】時珍曰。鷺水鳥也。林棲水食。羣飛成序。潔白如雪。頸細脚青。頂長毛十數莖如絲。炙食良。

▲鷹屎白
【性味】性微寒。有小毒。
【功用】消虛積。殺勞蟲。外治滅瘢痕。去面皰。除目中宿翳。
【產地】處處有之。產北地海濱者爲上。綱目山禽類。

二十四畫

▲蠶豆
【性味】味甘濇。性溫。無毒。
【功用】補中益氣。濇精實腸。發芽則全不閉濇。香甘可口。
【產地】處處有之。綱目菽豆類。

▲鱤魚　一名鰥魚。一名鮨魚。
【性味】味甘。性平。無毒。

【功用】食之已嘔。暖中益胃。

【產地】產於江湖。性愛獨行。重者三四十斤。綱目魚類。

▲鱠殘魚　一名銀魚。

【性味】味甘。性平。無毒。

【功用】作羹寬中健胃。

【產地】產蘇松浙江等處。綱目魚類。

【形態】長三四寸。身圓纖細。潔白無鱗。目有兩黑點。

▲鱧魚　俗名烏魚。卽七星魚。附膽。

【性味】味甘。性寒。無毒。

【功用】袪風下水。療五痔。治濕痺。利大小腸。治妊娠有水氣。

【產地】產池澤河渠處處有子。綱目魚類。

【附錄】

【膽】凡膽皆苦。獨鱧魚帶甘。喉痺將死者。點入卽瘥。病深者。水調灌之。

▲鱧腸　卽旱蓮草。又名金陵草。

【性味】味甘酸。性平。無毒。

【功用】補腎黑髮烏鬚。赤痢變糞。止血固齒。功善益血涼血。

【產地】生南方卑濕之地。處處有之。綱目隰草類。

【形態】苗如旋覆。實似蓮房。斷之有汁。須臾而黑。熬膏良。

【禁忌】純陰之質。不益脾胃。若不同薑汁椒紅相兼修服者。恐腹痛作瀉。

▲鹼

【性味】味辛苦澀。性溫。無毒。
【功用】消食磨積。去垢吐痰。治反胃噎膈。點痣黶疣贅。發麵浣衣多用之。
【產地】取蓼蒿之屬浸曬燒灰。以原水淋汁。每百觔入粉麵二三觔。則凝定如石。綱目土類。

▲鼈甲　附鼈肉。

【性味】味鹹。性寒。無毒。
【功用】治勞瘦骨蒸。往來寒熱。溫瘧瘧母。腰痛脇堅，血瘕痔核。經阻產難。腸癰瘡腫。驚癇斑痘。厥陰血分之病。
【產地】生水中。處處有之。甲有九肋者勝。綱目介類。
【禁忌】肝無熱者忌。

【附錄】

【鼈肉】涼血補陰。亦治瘧痢。煮作羹食。加生薑。沙糖不用鹽醬名鼈糖湯。冷而難消。脾虛有大忌。惡礬石。忌莧菜雞子。

二十五畫

▲鱤魚　一名鰔魚。

【性味】味甘。性溫。無毒。
【功用】溫中益氣。多食令人熱中發渴。又發瘡瘍。
【產地】產淡水中。綱目有鱗魚類。

二十六畫

▲驢溺　附肉。

【性味】味辛。性寒。無毒。
【功用】殺蟲。治反胃噎膈。
【產地】產我國西北地。綱目畜類。

【附錄】

【肉】甘涼。補血益氣。治遠年勞損。煮汁空心飲。療痔引蟲。

二十七畫

△鱸魚　一名四鰓魚。

【性味】味甘。性平。無毒。

【功用】補五臟。益精骨。和腸胃。治水氣。作鮓尤良。曝乾甚香美。

【產地】產吳中。綱目有鱗魚類。

【雜論】南郡記云。吳人獻松江鱸魚於隋煬帝。帝曰金虀玉鱠。東南佳味也。

二十九畫

△鬱金

【性味】味辛苦微甘。性寒。無毒。

【功用】涼心熱。散肝鬱。破血下氣。治吐衄尿血。婦人經脈逆行。血氣諸痛。產後敗血攻心。顛狂失心。痘毒入心。陽毒。生肌定痛。

【產地】產四川廣東等地。能開肺鬱。故名。綱目芳草類。

【禁忌】如眞陰虛火亢。吐血不關肺。肝氣逆。不宜用也。

本草藥性國藥字典

附 別名檢查目錄

二畫

三畫

四畫

五畫

石龍芮子　見石龍芮
石龍芮葉　見石龍芮
古礦灰　見石灰
玄精石　見元精石
玄參　見元參
母丁香　見丁香
四味果　見如何子
四脚蛇　見蜥蜴
北五味　見五味子
末藥　見沒藥
巨勝子　見胡麻

六畫

冰片　見龍腦香
地栗　見荸薺
地蜚蝱　見𧕿蝱
地鼈蟲　見䗪蟲
地龍骨　見石灰
羊肝　見羊
羊肺　見羊
羊腎　見羊
羊胲　見羊
羊角　見羊
羊血　見羊
羊乳　見羊
羊脛骨　見羊
羊膽　見羊
羊躑躅　見土連翹
百藥煎　見五倍子
池松　見天名精
江魚　見石首魚

九畫

十一畫

十二畫

十三畫

十四畫

十五畫

十六畫

十七畫

二十五畫

二十六畫